中医药文化与生活丛书

张立祥 王振国 主　审
宋咏梅 刘更生 总主编

精神内守

情志与健康

阎兆君 阎博昭
彭　伟 徐逸群 曹意珠 编著

山东科学技术出版社
·济南·

图书在版编目（CIP）数据

精神内守：情志与健康 / 阎兆君等编著. -- 济南：山东科学技术出版社，2025.3. --（中医药文化与生活丛书 / 宋咏梅，刘更生总主编）. -- ISBN 978-7-5723-2381-2

Ⅰ．R2-05

中国国家版本馆 CIP 数据核字第 2024NC1882 号

精神内守
——情志与健康
JINGSHEN NEISHOU
——QINGZHI YU JIANKANG

责任编辑：徐日强　孙小杰
装帧设计：孙　佳

主管单位：	山东出版传媒股份有限公司
出 版 者：	山东科学技术出版社
	地址：济南市市中区舜耕路 517 号
	邮编：250003　电话：（0531）82098088
	网址：www.lkj.com.cn
	电子邮件：sdkj@sdcbcm.com
发 行 者：	山东科学技术出版社
	地址：济南市市中区舜耕路 517 号
	邮编：250003　电话：（0531）82098067
印 刷 者：	山东联志智能印刷有限公司
	地址：山东省济南市历城区郭店街道相公庄村文化产业园 2 号厂房
	邮编：250100　电话：（0531）88812798

规格：32 开（130 mm×210 mm）
印张：5.5　字数：77 千
版次：2025 年 3 月第 1 版　印次：2025 年 3 月第 1 次印刷
定价：39.00 元

传承弘扬中医药文化
倡树美德健康新生活

丛书前言

中医学是中华民族的伟大创造,是中华民族生命智慧的结晶,是中华民族带给全人类的珍贵文化财富。

中医药文化历史悠久,起源于远古先民的生产生活实践,贯穿了中华文明全过程,书写了中华文明独特的历史篇章。回顾中医药文化的前世今生,不仅能够了解中医药文化的价值追求、基本理念、理论基础,还能够感受中华民族宽广深厚的人文情怀,了解中医药与中华优秀传统文化一脉相承的整体性。

中医药植根于中华文化沃土,汲取了儒释道等传统文化的思想精髓,确立了"医乃仁术"的价值取向,建立了以"脏腑经络"为核心的理论体系。中医药理论是中医学对人与自然、健康与疾病等生命现象及其调控规律与法则的理性认识,是中华民族独特自然观、生命观、疾病观和方法论的集中体现。

中医药文化还蕴含着做人做事的丰富哲理，无论是"大医精诚"的医德观念，道法自然、取象比类的思维方式，执两用中、阴阳和合的基本法则，还是天人合一、形神一体的系统观念，都体现了中华民族在长期生活中积累的世界观、社会观、人生观。弘扬中医药文化能够让人们在潜移默化中感受中华文明的哲学智慧和人文精神，有利于更好涵养群众道德品行，培育时代新风新貌，汇聚向上向善力量。

中医学来源于鲜活的日常生活，从古到今，中医学的理论与方法渗透在百姓日常生活的方方面面，交织在衣食住行的各个环节之中。食饮有节、起居有常、动静相宜、精神内守等养生理念在守护广大群众身心健康中发挥了重要作用。祖祖辈辈的中国人，大多都具备一些常见病证的简易处置方法相关知识，随时取用，方便易行，对维护生命健康发挥了很大作用。如今中医学虽然是专门之学，但人人应学应会，人人能学能用。随着生活水平的提高，人民群众越来越关注中医药文化。因此，大力弘扬中医药文化，传播推广科学、健康的生活理念，有利于满足群众日益增长的中医药文化需求，培养美德健康的生活方式。

党的十八大以来，党和国家十分重视中医药文化传承与传播工作。《中共中央国务院关于促进中医药传承创新发展的意见》明确指出，传承发展中医药文化是弘扬中华优秀传统文化、推动中医药传承创新发展的实践需要。《"十四五"中医药发展规划》提出要实施中医药文化传播行动，要对中医药文化内涵理念进行时代化、大众化、创新性的阐释，必须将其融入人们的日常生活，提高居民健康素养水平，普及中医药文化及养生保健知识，让中医药文化绽放时代光芒。

山东省是孔孟之乡，是中华优秀传统文化的重要发祥地，有着深厚的中医药文化底蕴，理应在传承弘扬中医药文化上走在前、挑大梁。为此，山东中医药大学在山东省委宣传部和山东省卫生健康委员会（山东省中医药管理局）的指导下，组织专家团队编写了"中医药文化与生活丛书"，旨在为读者提供一套贴近日常生活，富有时代特色，"读得懂，用得上"的中医药文化读本。

本丛书编写坚持以日常生活为中心，推动中医药知识传播普及、养生智慧和健康理念融入群众生活，让更多的人懂中医、信中医、用中医。本丛书共分为7个专题，每一专题单独成册，包括：

《岐黄春秋——中国医史揽胜》

《生生之道——中医理论概要》

《本草延年——中药与健康》

《谨和五味——饮食与健康》

《明堂知要——穴位与健康》

《动静相宜——导引与健康》

《精神内守——情志与健康》

我们希望从不同主题叙述传播中医药文化的基本知识，结合日常生活，讲述大众比较关心的中医药相关知识，全面立体地展现中医药文化的魅力与价值。在编写过程中，力求突出中医药的文化内涵、方法的简便实用、文字的通俗易懂。

为适应读者阅读需求，打破教科书章节子目的编排方式，每章之下设置专题，分类叙述相关知识。文字表述尽量避免生僻难懂的专业术语，以叙述性文字为主，非必要不引用古籍原文，做到通俗、易懂、生动；适当配备相关插图，努力做到图文相辅。希望本丛书能够为读者了解中医药文化、增进健康、幸福生活贡献一份力量。

新时代新征程，我们将深入学习贯彻习近平文化思想，贯彻落实习近平总书记关于中医药工作的重要论述，深入挖掘齐鲁中医药文化资源，传承精华、守正创新，不断推动中医药文化创造性转化、创新性发展，让中医药更好造福人民。

编写组
2024 年 12 月

前言

中医学是中华民族创造并传承了数千年的医学体系。在悠久的历史进程中，中医学不仅建立了完整的理论体系，形成了独特的思维方法，而且积累了丰富的临床经验，取得了举世瞩目的辉煌成就，被人们称为世界医学的奇迹。

中医学认为，形神合一是生命存在的基本特征。所谓神，是指以情志、意识、思维为代表的心理活动现象，以及生命活动的全部外在表现。神与肌肉、血脉、筋骨、脏腑等形体部分相互依存、相互影响，是密不可分的整体。精神情志的异常变化可以导致身体疾病的发生，而身体的健康状况也会影响情绪的变化。

《素问·上古天真论》指出："恬憺虚无，真气从之；精神内守，病安从来。"强调保持情志的平和、稳定是维护健康的关键。历代先贤将其所处时代背景下先进的中华传统文化思想与中医学理论相结合，凝练出天地合气、形神共俱、志意和谐、七情五志、淳德全道、持满积精御神等中医情志理论体系，并以此指导人们的思维行为模式，通过安心、闲志、少欲的手段驾驭精神，顺应外界环境变化的方式保全形体，达到形神同调的状态。涉及的具体方法有方药调剂、意疗疏导、穴位按摩、针刺灸疗、推拿指压、情志相胜、音乐治疗、功法锻炼等，在理论指导下运用于情志病症诊疗和日常生活调护中，从而实现全周期、全链条的身心健康维护。

近年来，随着社会的不断发展，生活节奏越来越快，各种竞争愈发激烈，诸多因素会导致人们在心理上产生重负，继而出现身体上的不适。这类由精神因素引起的身心疾病的发病率正逐年升高。

为了普及中医学的形神理论，发挥中医学在情志病防治方面的优势，让传承千年的"岐黄之术"在护佑全民健康中发挥更大作用，我们组织编写了此书。全书共分四部分，"理从天人性命"部分主要介绍中华心理文化与中医情志理论；"法从调心为先"部分主要介绍中医特色情志判读和调适方法技术；"术遵内外兼施"部分主要介绍情志病症诊疗与生活调护的基本知识;"品读医心名案"部分精选了经典情志相关医案,对所蕴含的医理进行了评按解析。

既往中医情志理论散见于各类著作,缺乏系统梳理与总结。本书的主要目的在于将前人的理论、经验加以总结,并将相关技术、方法加以介绍,希望能够对读者带来启发和帮助。如有不当,敬请读者批评指正。

编著者

2024年10月

目录

理从天人性命 / 01

天地合气 / 002

志意和谐 / 008

情志调畅 / 023

形神共俱 / 031

人格体质 / 034

法从调心为先 / 02

中医学中的"精""神"观念 / 045

中医学中的"魂""魄"观念 / 055

个体志意对内外环境变化适应作用 / 065

志意辨证中的情志观念 / 070

坚志意之法 / 079

术遵内外兼施 / 03

治神之法 / 090

脏腑血气之诊 / 107

养护形体之法 / 116

毒药为真 / 120

砭针外治 / 131

品读医心名案 / 04

怒胜思 / 146

学琴平心疾 / 147

喜胜悲 / 148

移情坚志治久泻 / 149

平治脱敏愈惊恐发作 / 150

怒胜思愈不寐 / 152

以意治目疾 / 153

详审观应识诈病 / 154

以怒解思母成疾 / 156

惊心止狂喜 / 157

后　记 / 159

01

理从天人性命

历代先贤智者将中华传统文化精华引入岐黄领域，凝练出天地合气育生命、形与神俱和身心、志意和谐调行为、情志愉悦却百病等系统完整的理论体系，为人格、体质观念指导下的"因人施治""个体化治疗"等治疗方式提供了理论支撑。

天地合气

中医学是在中国传统文化基础上产生的,具有独特思维模式的理论体系。中医学的思维方法,就是集时代科学文明成果,分析面对生命现象的思维方法。中医学认为,精气神是人的生命内在核心。人身之于天地,若想长存不衰,需要有和谐的状态。和谐即健康,此处和谐包括生命体内自身和谐状态,与自然界达成和谐状态,与社会达成的和谐状态,以及合理的伦理道德和秩序,共同形成了中医学的健康观。和谐状态被打破就产生了疾病,导致这种失和谐状态的关键症结,就是中医要辨的"证"。中医防病治病的过程就是通过辨证找出导致该状态的关键症结,并通过不同方法解除该状态的过程。因而,读懂中医学对情志与健康的关系,首先要了解中医对生命现象的认知。

人的生命从何而来?又从何而去?《灵枢·本神》指出"天之在我者德也,地之在我者气也,德流气薄而生者也",包括人在内的天地间的生命体,都是在天所赋予的"德"与地所赋予的"气"相互感应和紧密结合中诞生的。《素问·天元纪大论》言:"故在天为气,在地成形,形气相感而化生万物矣。"

《素问·阴阳应象大论》言:"阳化气,阴成形",有形之物属阴,无形之气属阳。阳化气的动力,来自自然界的气候变化、社会清净严明的正能量;阴成形的物质条件,在于一方水土、气味、物产、父母精血的禀赋。在阴阳精气作用交感下,"万物"应运而"化生",包括人类生命与非人类生命,已知生命与未知生命,这就是自然天地的生化之道,唐代著名医学家王冰称之为"造化生成之大纪"。

气的聚合是生命活动的物质基础。阴阳之气间的相互作用与有机结合,是产生并维持生命活动的前提,贯穿整个生命过程,是生命活动得以维持的基本因素。《素问·五常政大论》言:"气始而生化,气散而有形,气布而蕃育,气终而象变,其致一也。"精气的运动不息使自然界充满活力,勃发生机,既孕育、壮大着新的生命个体,又促使老的生命个体衰退乃至消亡。

生命的产生和维持,依赖于阴阳二气的对立统一。《素问·阴阳离合论》言:"阳予之正,阴为之主。"王冰解释为:"阳施正气,万物方生;阴为主持,群形乃立。"阳化气,体现为生命活动的动力和能量;阴成形,体现为生物的形体结构和改变创造。《素问·阴阳应象大论》言"阳生阴长,阳杀阴藏",张介宾在《类经·阴阳类》中注:"盖阳不独立,必得阴而后成,如发生赖于阳和,而长养由乎雨露,是阳生阴长也;阴不自专,必因阳而后行,如闭藏因于寒冽,而肃杀出乎风霜,是阳杀阴藏也。此于对待之中,而复有互藏之道,所谓独阳不生,独阴不成也"。

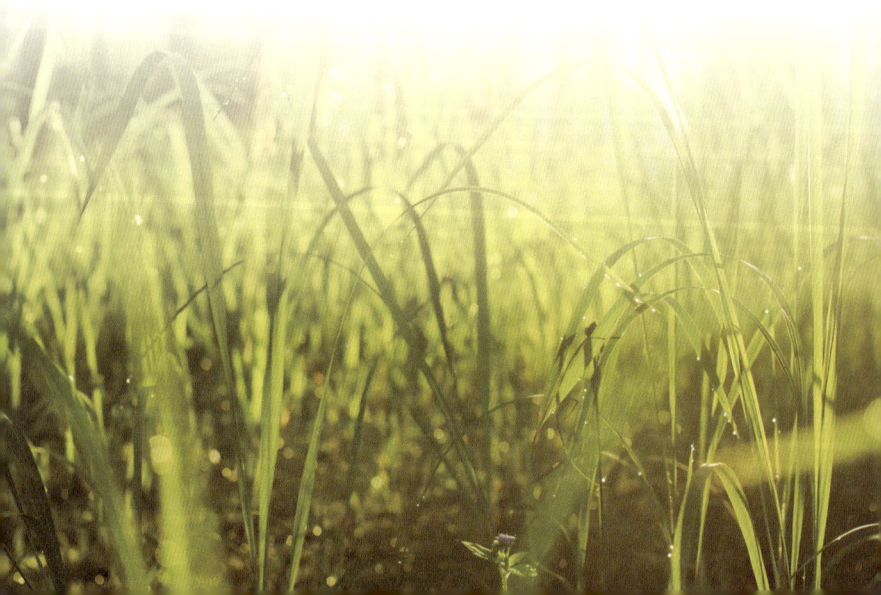

人之于天地之间，与天地的关系是什么？天地合气，命之曰人。《素问·宝命全形论》言："夫人生于地，悬命于天，天地合气，命之曰人。"天地和人，如同父母和子女的关系。"人本天地"，是中医学"天人相应"整体观的理论基石之一。天气居于上，地气居于下，人类居于上下交互之中，从而有生长壮老已的不同阶段，万物处在天地之间，从而有生长化收藏的生化过程。万物的新生和生长皆由化而来，万物在不断地变化中发展到极点，又因发生到极点而产生新的变化，即《素问·六微旨大论》所言"动而不已，则变作矣"。

生命过程的内涵是什么？人的寿命长短、繁殖、生命状态、生长壮老已过程等构成了生命的内涵。《素问·宝命全形论》中对人的描述："天覆地载，万物悉备，莫贵于人""人以天地之气生，四时之法成""人能应四时者，天地为之父母；知万物者，谓之天子。天有阴阳，人有十二节；天有寒暑，人有虚实。能经天地阴阳之化者，不失四时。知十二节之理者，圣智不能欺也"。

《黄帝内经》强调，人的生命活动的一个重要特征是人与自然和社会环境的整体联系,《黄帝内经》称之为"生气通天"。生气通天的境界,体现于生命内外的动态统一。生命体内部生生不息之机,中医学名之曰"神机";物体的外形依赖于气化的作用而存在,名之曰"气立"。神机是个体进行自我调控的中枢,气立是个体自我调控的表现。《素问·五常政大论》说:"根于中者,命曰神机,神去则机息;根于外者,命曰气立,气止则化绝。"出入功能废止,则"神机"毁灭,就不会继续发生、成长、壮实、衰老;升降作用停息了,则"气立"危亡,也就不会有发生、变化、收敛与闭藏。

生命个体的自然延续在于阴阳和合。人和其他生物一样,都具有生殖功能和遗传特性,通过繁衍后代以延续自己的族类。然而人类的生殖、繁衍活动远比其他生物更先进、更复杂。

人,是天地阴阳之气的结晶,具有高级、复杂的生命活动。《素问·六节藏象论》言:"天食人以五气,地食人以五味。五气入鼻,藏于心肺,上使五色修明,音声能彰;五味入口,藏于肠胃,味有所藏,以养五气,气和而生,津液相成,神乃自生。"

人体不断地吸取和利用"五气""五味"等天地精气，使得人的生命活动比其他生物更为复杂、高级，且具备更强的自我调控能力和环境适应性。

人能应四时者，天地为之父母。人不仅能够认识包括人体生命活动在内的客观规律，而且能利用这些规律为自己服务。《素问·上古天真论》言："上古有真人者，提挈天地，把握阴阳，呼吸精气，独立守神，肌肉若一。"人的活动富有主动性、目的性和创造性，人的生命活动有高于其他生物之处。生命是自然界物质运动发展到一定程度的产物，人的生命也具有一般生命的内涵，如利用外界的物质形成自己的身体，繁衍后代，按照遗传的特点生长、发育、运动，以及对环境变化的适应能力。

人体形成的过程，以母为基，以父为楯，阴阳合，营卫通，血气和，五脏生成，神气舍心，魂魄毕俱，乃成为人。人生命体时时刻刻受到自然、社会环境因素的影响。人的产生和生存，依赖天地合气，无论是精神意志，还是脏腑形躯，都需要天地如同父母般的育养。人与天地变化相应，外界环境异常可导致人体功能和形体损伤。人与社会、人与自然和谐顺应,则身心健康;逆之,一旦超出人体的适应能力,则会导致脏腑气机紊乱,情志异常,心理失衡。

志意和谐

《灵枢·本脏》言:"志意者,所以御精神,收魂魄,适寒温,和喜怒者也。"人既能认识客观规律,又能利用它来改造世界。若想要理解中医学理论体系下精神心理行为过程中的情感反应对健康的调控作用,应从界定和理清人的志意开始。志意兼具驾驭精神、收放魂魄、适应寒温、调和喜怒等更高层次的作用,是先于现代心理学意志与意识、感知、适应、情感结构的中医学传统文化精华,配有对应理法方药的完整的理论体系。志意在生理上存在双向性,志、意、魂、魄、精、神藏舍于脏,通过经、髓、节等通道,与呈现精神动作行为改变的形骸等显象器官相联系。精神动作行为的和谐健康,需要精、神、

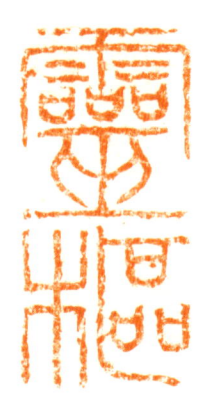

志、意、魂、魄本身量的强盛和生理功能正常，及其精、神、志、意、魂、魄相互间的制约和谐，以及藏舍脏腑、华显路径（经、髓、节）、显象形骸器官的结构和生理功能正常等诸环节的共同参与维护。在病理上反映为多途径的发病机制，精、神、志、意、魂、魄病症的发生，受到多方面病因病机的影响。因素一，先天禀赋或后天因素造成的精或者神、志、意、魂、魄本身的有余、不足、异常；因素二，精、神、志、意、魂、魄之间的失调；因素三，脏腑病变引起的藏舍不适当；因素四，华显路径（经、髓、节）的阻滞与开阖失节；因素五，形骸器官的结构损伤和感、觉、识、显、用功能的失常。

《黄帝内经》早已向我们描述了一种既非外感，又非脏腑躯形损伤，医工诊之而疑，不知病名的病症类属。《素问·疏五过论》中描述了因"故贵脱势"而失意的病症表现，意失脱"主于营卫"的职能，行为异常，病因在于"尝贵后贱，尝富后贫"，这种疾病"外不中邪，病从内生"，病位"不在脏腑"，临床表现为"不变躯形，洒洒然时惊"，病性在于"气血未并"，故无形躯结构损伤，病机演变病深则"五气留连，病有所并""以其外耗于卫，内夺于荣""虽不中邪，精神内伤，身必败亡""虽不伤邪，皮焦筋屈，痿躄为挛"。

《黄帝内经》中还论述了诸如"脱营""失精"之类的精神动作行为异常状态的具体病症，如何做到诊之不疑、知其病情、明其类属、精神专、志意理、外内不相失？能否避免《素问·疏五过论》与《素问·征四失论》中所描述的诊治问题？疾病类属不同，各有其最为相宜的辨证方法。抓住主要矛盾，具体问题具体分析，各得其法，为相宜。

论裁志意，必有法则。《黄帝内经》一书集秦汉时期医学之大成，旁引其时代背景下志意研究文化成果与生命现象探讨实践。认为"形与神俱，乃成为人；形与神离，则形骸独居而终"。在其构建的天人论的框架下，提出了中医学的志意观，以及志意理论体系中的生理与病理观。从生理角度来看，"故生之来谓之精，两精相搏谓之神，随神往来者谓之魂，并精而出入者谓之魄，所以任物者谓之心，心有所忆谓之意，意之所存谓之志"（《灵枢·本神》），"志意者，所以御精神，收魂魄，适寒温，和喜怒者也"(《灵枢·本脏论》)。"御",有统率、支配与协调的意思。"收魂魄",就是志意主动驾驭魂魄的过程。同时,在志意的调节下,人体还能主动地适应自然界的种种变化,并自觉地调整精神情绪使之平衡协调,正所谓"志意和则精神专直,魂魄不散,悔怒不起,五脏不受邪"(《灵枢·本脏论》)。从病理角度来看,志意过用或志意不治则致魂魄散乱、神机失运、七情失度、动作行为异常。《素问·汤液醪醴论》曰:"精神不进,志意不治,故病不可愈。"《灵枢·大惑论》曰:"神劳则魂魄散,志意乱。"《素问·调经论》更是确立了志证辨证雏形,将志证分类为有余、不足。即"志有余则腹胀飧泄,不足则厥。血气未并,五脏安定,骨节有动""所言节者,神气之所游行出入也,非皮肉筋骨也"。志意理论同五行学说相互渗透,形成了《黄帝内经》生理心理思想体系的核心,即"五脏藏五神生五志",五志分属五脏,各种职能各有分工,各司其职,各有其所宅。《素问·宣明五气》言:"心藏神,肺藏魄,肝藏魂,脾藏意,肾藏志。"《灵枢·本神》言:"肝藏血,血舍魂……脾藏营,营舍意……心藏脉，脉舍神……肺藏气，气舍魂……肾藏精，精舍志。"这种分工是对精神活动不同侧面或阶段的概括，心藏神，肺藏魄，肝藏魂，脾藏意，肾藏精与志。怵惕思虑则伤神，神伤表现恐惧自失、流淫不止、破䐃脱肉、色夭毛悴，死于冬；悲哀动中则伤魂，魂伤表现狂妄不精，不精则不正当人，阴缩而挛筋、两胁骨不举、色夭毛悴，死于秋；喜乐无极则伤魄，魄伤表现狂，意不存人、皮革焦、色夭毛悴，死于夏；忧愁不解则伤意，意伤表现悗乱、四肢不举、色夭毛悴，死于春；盛怒不止则伤志，志伤表现喜忘其前言、腰脊不可以俯仰屈伸、色夭毛悴，死于季夏。这便是《黄帝内经》的"五脏—五志"理论。就志意病证辨证诊断治疗而言，《素问·五脏别论》言："凡治病必察其下，适其脉，观其志意与其病也。"《素问·疏五过论》更明确地指出"论裁志意，必有法则"。

《神农本草经》代表了志、意、魂、魄、精、神病症的药治雏形的出现。其中记载了包括人参、茯苓、朱砂等治疗志意魂魄异常疾病的药物，为志意异常疾病的治疗提供了药物指导。

自汉以后，以至于宋，是志意理论致于发展实用的关键时期。陶弘景、孙思邈两位中医史上的著

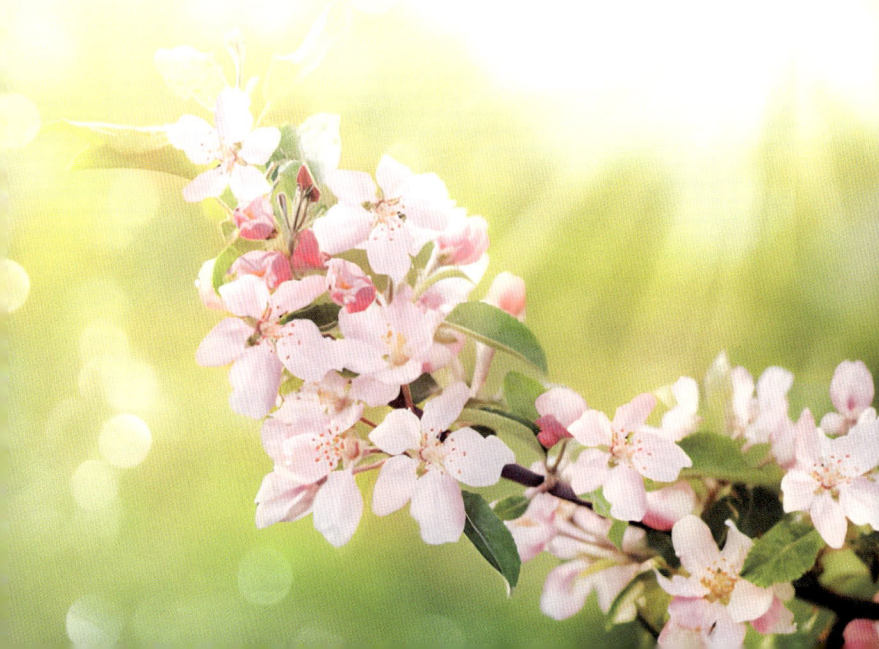

名医家将志意理论丰富发展并致于临证实践运用。《名医别录》中将神、魂、魄、意、志相关药物范围进一步扩大。《备急千金要方》《千金翼方》业已存在志意辨证的实践,仅《千金翼方》就有相关志意辨证立方28方。王焘《外台秘要方》致力于志意辨证实践,堪与《备急千金要方》媲美,"风狂及诸风下二十四门"中志意论治理法方药已逐渐完善。

宋代医家沿用《黄帝内经》及隋唐有关志意理论,更多地付诸于临床运用。如《三因极一病证方论》有"意者,证所往事",将"意"类同于"忆",即记忆。《太平圣惠方》对失志症成因病机及与动作行为异常的关系作出了自己的阐释。《圣济总录》认为"健忘之病,本于心虚。血气衰少,神精昏愦,故志动乱而多忘也。盖心者君主之官,神明出焉""肾藏天一,以铿为事,志意内治,则精全而嗇出"。《太平惠民和剂局方》中志意论治方证则更丰富,牛黄清心圆(丸)"治诸风缓纵不随,语言謇涩,心忪健忘,恍惚去来,头目眩冒,胸中烦郁,痰涎壅塞,精神昏愦。又治心气不足,神志不定,惊恐怕怖，悲忧惨戚，虚烦少睡，喜怒无时；或发狂癫神情昏乱"。《传信适用方》之增减定志圆（丸），能养心肾、安魂魄、滋元气、益聪明，治疗健忘差谬、梦寐不宁、怔忡恍惚、精神昏瞀证。《类编朱氏集验医方》中既有清思全志、宽神、通神明的养心丹，益心志、壮心肾、除恍惚惊悸的固心丹，又有壮真元、益心气、使水火既济的既济玉关丸，用治忧思过多、心肾不足、水火不能交养的神志不宁证，也有强志丸益心血活肾水用治白浊。不难发现，在宋代，随着志意证治范围的扩展，精神行为动作与形体脏腑病症各有相宜辨证方法的理念实已显露模糊端倪。

金明以降，志意辨证理论发展逐渐停滞。宋以后对志意理论的探讨，虽仍有不少论述，如《类经·藏象类》言："一念之主，心有所向，而未定者，曰意。"将"意"类同于"意向"；《医宗金鉴》言："意是心机动未形"，即"意向"之意。《类经·藏象类》言"志为意已决而卓有所立者"，将志类同于"动机"或"意志"；王肯堂《证治准绳》将志意进行比较，"志意并称者，志是静而不移，意是动而不定"，明确了志意的关系是由动而不定的意发展到静而不移的志的过程。《医宗金鉴》则认为："意之所专谓之志。"但尽管如此，金明以降，学者多重视从形体结构上找原因，故在临证实践中，形体与精神、生理与心理、精与神、情与志、神与魂与魄与意与志渐已模糊。

从现代视角来看，情志应有区别。喜、怒、忧、思、悲、惊、恐七情，是环境与生命体作用中的反应类型，即感物而动，属于个体体验，具有外显性。神、魂、魄、意、志五志，是生命体潜在的特性、本能，具有内在性。性是天生的，"天之就也"；情是性的组成，"性之质也"，是偏于主观的一种心理冲动，"情有价"；欲是情对事物作出的反应，"情之应也"，是基于情而向客观转化的确定倾向，"欲无穷"，追求欲望的过程中必然产生情绪活动。在环境与生命体作用过程中，通过识神的感知，心为之择，志意的调控，从而个体产生不同类型情的反应和适宜的动作行为。从一定意义上讲，七情发生重点在于生命个体对外界感应特点的不同。五志虽属生命体潜在的特性、本能，多为"天之就也"，与气质、体质紧密关联，既与禀赋有关，因禀气偏秉成就，又有某种习得的特点，但可以由于习染或药物干预而改变和调控。

《灵枢·本神》中记载："所以任物者谓之心，心有所忆谓之意，意之所存谓之志，因志而存变谓之思，因思而远慕谓之虑，因虑而处物谓之智。"故可知个体的志意行为有如下功能：①意识功能。个体的注意力便是心神"任物"功能的体现，"心有所忆谓之意"，意有对个体意识的诱导作用。②记忆能力。"意之所存谓之志。"志者，读也。此处为意识信息的输入功能，指意识在大脑中的储存。③记忆的整合功能。"因志而存变谓之思"，即志为心神对记忆的加工整合功能。④重复记忆能力。"因思而远慕谓之虑"，即重复记忆以致深思熟虑，谋虑深长。⑤智慧输出能力。"因虑而处物谓之智"，即通过深思熟虑之后，理智地对感触的事物做出决策分析和处理举措，调控意志动作行为活动。志意之为病，其病机证候如《灵枢·本神》所言："脾愁忧而不解则伤意，意伤则悗乱，四肢不举，毛悴色夭，死于春""肾盛怒而不止则伤志，志伤则喜忘其前言，腰脊不可俯仰屈伸，毛悴色夭，死于季夏"。什么是志、意？志意有时合称，如《灵枢·本脏》言："志意和则精神专直，魂魄不散，悔怒不起，五脏不受邪"，说明"志意"可驾驭控制其他心理活动或过程。但这里的"志意"，实际上主要是指"志"的含义之一。据计算机对《黄帝内经》字词进行通检并人工分析的结果显示，"志"具有如下含义：意识、神志；意念；情志、心情；意志、志向；识记和肾气、肾精。可见，"志"除物质范畴的"肾精""肾气"含义外，就精神范畴而言，有广义与狭义之分。广义的"志"，与神同义，泛指各种精神情绪活动。"心藏神""心主神志""五志""元志"均与"神"同义。狭义的"志"，主要含义可以说是有着明确目标的意向性心理过程，即动机和意志，亦与技巧有联系。《推求师意》言："心以神为主，阳为用；肾以志为主，阴为用。阳者气也，火也；阴者精也，水也。及乎水火既济，全在阴精上承以安其神，阳气下藏以定其志。"《本草通玄》言："盖精与志皆肾所藏者，精不足则志衰，不能上交于心故善忘；精足志强则善忘愈矣。"《素问·灵兰秘典论》言："肾藏志""肾者，作强之官，技巧出焉"。《医经精义》

言:"肾藏志,志定则足以御肾精,御心神,使不得妄动;志定则足以收肝魂,收肺魄,使不得妄越。"意即肾中精气充盈与否、肾志强弱与否,与人的毅力、坚韧性和意志坚定与否及动作行为的自觉与调控有关。意,大多与注意记忆思维和推测等心理活动有关。其主要含义:记忆,《灵枢·本神》谓"心有所忆谓之意",《三因极一病证方论》谓"意者,记所往事";又指注意,表现为对某事物或动作行为的指向和集中,它和记忆有着内在联系,《类经·藏象类》谓"一念之生,心有所向,而未定者,曰意",《医宗金鉴》谓"意者,心神之机动而未行之谓也",含有注意性质,可理解为进行思维活动或动作行为的初始状态。思,即思考、思虑。《黄帝内经》言:"脾藏意""脾在志为思""脾为谏议之官"。《三因极一病证方论》言:"脾主意与思,意者记所往事,思者兼心之所为也。"《难经》有"脾藏意与智"之说。意还有推测臆度分析之义。《说文解字》言:"意者,志也。从心察言而知意也。"《医先》言:"医者,意也。度病之起意而治之。"注意、记忆、思虑、推测与分析均属前后相贯的思维组成过程。

另外，意不仅是思维活动之不同过程，亦是情感欲念赖以萌生的前提。心有所从即情，情有所属谓之意。"《类经·藏象类》言："志为意已决而卓有所立者。"《证治准绳》更是明确指出"志意合称者，志是静而不移，意是动而不定"。

志意和谐是人的生命历程精神心理情感行为健康的根本。《灵枢·本脏》明确了志意在精神、动作、行为驾驭、驭收、发用及对内外环境的感知、反馈、调适的生理作用、病理表现。

志为心之所之，心之所向，心之所期，指向于一定目标。有志之行，才是意志行为，无志之行，不能称"为"。即《荀子·荣辱》中记载的"志行修，临官治，上则能顺下，下则能保其职"，《荀子·修身》中"行法志坚，不以私欲乱所闻，如是，则可谓劲士矣"。只有行为合法、志意坚强，才能不被各种私欲所干扰，也才能称之为志坚意定之士。"行为"与"志坚"紧密联系在一起。志坚者，动作行为目的性、指向性强，志行相谐；把人的行为动机（志）与行为效果（功）联系起来考察，所谓"志善不效成功，义至不谋就事，义有余，效不足，志巨大而

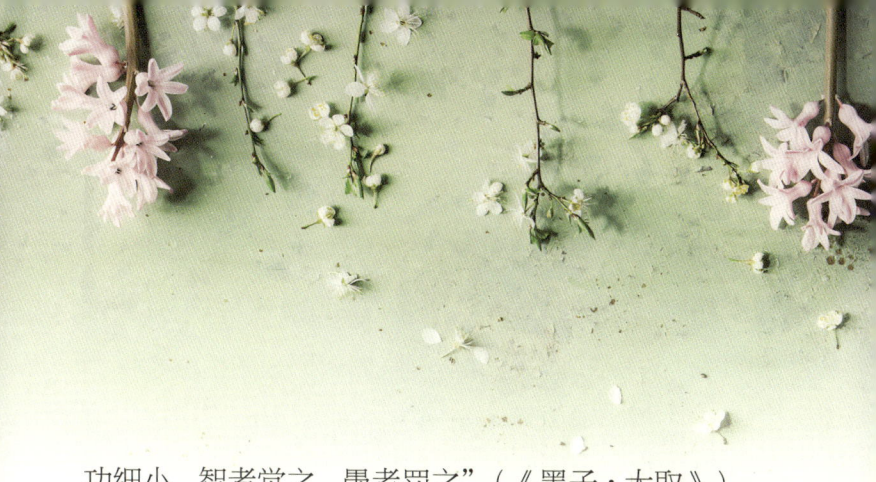

功细小,智者觉之,愚者罚之"(《墨子·大取》)。志坚者,动作行为能力强,志功相谐;勇敢顽强是志意坚定的重要特点。志坚者,动作行为勇敢顽强,志敢相谐。

人的意志与情感之间是相互制约的,此消彼长,这种关系,也是志意的本质特点之一。所谓"夫志,气之帅也""志一则动气",意志专注于某一方面,则情感动作会随之而转移,情感动作专注于某一方面,则意志也会随之而转移。志意可以统御情感动作行为。志坚者,动作行为控制力强,志气相谐,不为不良情绪所干扰。志是人的心理行为活动的主宰,具有自觉能动性。所谓"志者,人心之主;胜者,相为有功之谓"。志坚者,动作行为自觉能动性强,志觉相谐,能够主动对个人行为进行修正。

"意是主张要怎地,如爱那物便是情"(《朱子语类》),意是"主张要怎地""有主向"的心理活动，即它具有明确的目的与方向，是"百般计较做底"，因而，可以从意的指向性来辨意。另外，"意"代表个体内心对某事该如何作为的单个念头，而"情"则是个体全身参与的外在表现，"情"虽在个体接触外界事物后才会表达，但使个体能够生"情"的"性"是个体一直具备的，其表达为"喜"或"怒"的主宰在于个体之"意"，表现在外的"情"是数个内在之"意"的综合。"情"便是"意"的外显，"意"是"情"的主宰。当个体"意"平定的时候，其精神行为的指向性与选择性才会适度，而不是随性任意。

"恒，常久之意。张子曰：有恒者，不二其心"（《四书章句集注》）指出了意与恒的关系。朱熹提出的"常久之意"，说明意也有坚持不懈的恒心的意思。"意"，"因时之感动"，随着时间的变化而变化，带有相当的随意性。"意"是"心所偶发""乍随物感而起"，旋起旋易，能自行分配、自觉转移。意定，则精神行为，如注意、记忆、臆度推测的广度、强度的维持、分配、转移适度。意决定了行为的方向，但不等于是行动本身，它只是心理的"未动而欲动"的状态。《朱子语类》言："知则主于别识,意则主于营为。""营为"就是行动,意"主于营为",即在人的行动中发挥主导作用,但并不是"营为"本身。意定,则意行相谐,意行关系确定。"未动而能动者,理也;未动而欲动者,意也""意者,心之所发"。这"发"不是"动",更不是"已动",乃是"未动而欲动"的状态。显然,"意"含有现代心理学所说的动机的意思。动机与目的一样,也是意志活动的一个重要因素,没有强烈的动机("意"),也是不可能有真正的意志行为的。意属于动机范畴,它是隐蔽的、非公开的,意的外显性应适度。意是心与身的媒介,行动必须以"意"这种心理活动为基础,而心理的东西转化为身体的活动,必须"以意为之传送",即"心→意→身"是由心理至行为的轨迹。意定,则意欲相谐,隐蔽适度。

情志调畅

情志学说的形成,经历了萌芽酝酿、初步形成、成熟定型和发展应用四个阶段。秦汉以前，诸子蜂起，尽管学术思想活跃，但这个时期的七情学说还不成熟。《左传·昭公二十五年》《荀子·正名》记述了好与恶、喜与怒、哀与乐，以及《管子·内业》的喜怒乐欲忧利，还有将情绪分为"好"与"恶"即好爱与恶憎的情二端为立论的"六情论"；老子的好、喜、怒、欲、忧、憎、悲，孔子《礼记·礼运》的恶、喜、怒、哀、惧、欲、爱，皆属"七情说"；《吕氏春秋·尽数》喜、怒、哀、忧、恐的五志分类，均为此类。正如《韩非子·八经》所言："凡治天下，必因人情，人情者有好恶，故赏罚可用。"这种以简单适用为目的"六情"或"七情"归类方法，立足于以喜与怒为情的代表，将情二极相对，成为孕育《黄帝内经》"阴阳喜怒""情好恶生欲"学说的基础。《黄帝内经》中虽无"七情"一词，但其提出的"九气说""五志说"标志着中医情志学说理论已初具系统，认识到情志因素对健康的重要性。《灵枢·百病始生》言："夫百病之始生，皆生于风雨寒暑，清湿喜怒，喜怒不节则伤脏。"《素问·大奇论》言："肝脉骛暴，有所惊骇，脉不至若喑，不治自已……脉至如华者，令人善恐。"《素问·举痛论》详论了情志过度为病因导致气机失调的病机演变及其主要证候表现，"余知百病生于气也，怒则气上，喜则气缓，悲则气消，恐则气下……惊则气乱……思则气结"。《黄帝内经》把调摄精神情志作为养生的重要措施，通过"恬憺虚无"，实现"积精全神""精神内守"，使"形体不蔽，精神不散"，禁忌"务快其心，逆于生乐""慎其大喜欲情欲中，如不忌，即其气复散也……心欲实，令少思……慎勿大怒，怒必真气却散之……勿大悲伤也，悲伤即肺动，而真气复散也"。

《黄帝内经》对七情的认识是在先秦诸子好恶两类心理特征基础上形成的较为系统的学说，即整体观念下的情志阴阳说、差异化个体情志说、常变观念下的情绪气化说、生克立论的情志病论治观念、调畅以致和平的健康情绪观。宋金元时期，三因立论，情志学说定型成熟。陈无择《三因极一病证方论》在《黄帝内经》基础上，创立了七情为内因、六淫为外因、饮食劳倦及金刃虫毒为不内外因的三因理论，发展了"七情致郁"病机学说，并贯穿于

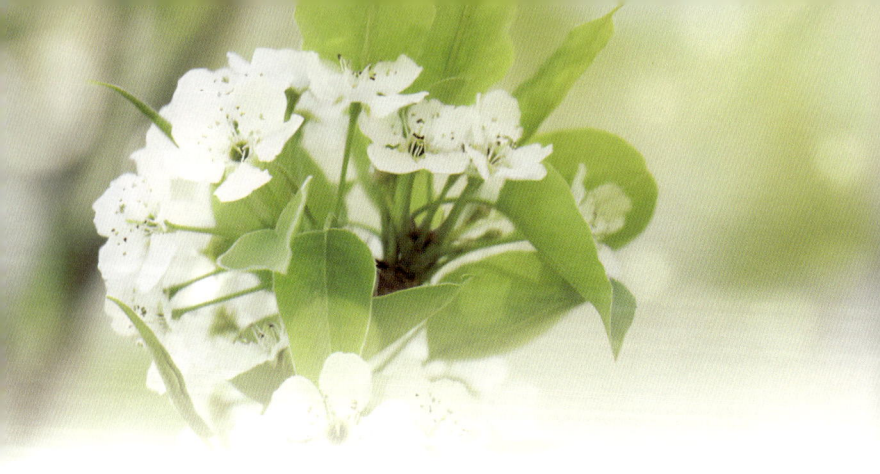

多种疾病证治中。《三因极一病证方论·七气叙论》言:"故喜伤心,其气散;怒伤肝,其气击;忧伤肺,其气聚;思伤脾,其气结;悲伤心包,其气急;恐伤肾,其气怯;惊伤胆,其气乱。虽七诊自殊,无逾于气。"后至金元四大家对情志学说从理论到临床上多有建树,使七情学说得到进一步的发展。

七情即喜、怒、忧、思、悲、惊、恐七种情感,是环境与生命体作用中感物而动的反应类型。中医认为,"七情人之常性",它既是一种本能冲动,又是一种行为,既是一类体验,又是一种反应,是人类所有的一种复合状态。情欲有别,《荀子·正名》有言"性之好、恶、喜、怒、哀、乐谓之情""性者天之就也,情者性之质也,欲者情之应也",欲同样与自然质性相关,为性的一个组成部分。人的欲求具体表现不一,凡主观上企求的满足或驱使人们为达到某一目的而进行的各种努力的心理动因，均属于欲的范畴。由于"人之情欲无涯"（《格致余论》），一些欲望满足后，又会产生新的更高层次的欲求，所以情与欲对健康的影响存在两面性。正如《道藏精华录》所说："人之禀气必有情性。性之所感者，情也；情之所安者，欲也。情出于性而情违性，欲由于情而欲害情。"朱熹谓："喜怒哀乐，情也；其未发则性也""性是静也，其发动为情"。"情"的发生，来自外界刺激，"感于物而动"（《礼记》），"知与物接，而好憎生焉"（《淮南子》）。不同个体间对情绪调控存在的差异，来自个体间禀赋不同，如脏腑之强弱、厚薄，性情偏秉，好恶嗜欲等。"情"不是一种单纯的反应或体验，它涉及内外多个心理生理层次，心神的知止、魂魄的兴抑、志意的驭制、形体动作行为的转释、脏腑气血的代偿与反馈等，对"情"的"感—知—应—发—动"过程起到非常重要调控作用。七情由于人的个体特点，具有外显性、指向性、诱发性、深刻性、协调性、稳定性、适当性、效能性、反馈性、自觉性的差异。情的表现形式多样，但归结而言，情虽有七，而喜也，爱也，皆欲之别；怒也，哀也，惧也，皆恶之别也。故七情欲恶可以赅之。

喜，肯定性情绪，归之于阳。笑是喜的表现，《增修互注礼部韵略》曰："笑，喜而解颜启齿也。"《论语》言："乐然后笑。"喜为心之志，是人类独特的感情表现和流露。喜笑使心神畅、心志达、营卫气血通利，有益健康。但过度或过长时间地喜笑，就成了致病因素，暴喜或因人体心气内虚，难以承受强烈的喜乐情绪时，便会形成喜的致病情况；或因心藏血舍神，若其喜乐太过则令心气涣散不收，神不守舍，出现心神散越的种种变端。一为损伤心气，一为致病狂乱。《灵枢·本神》言："喜乐者，神惮散而不藏。"《素问·举痛论》言："喜则气缓。"心气若散而不收，神便无所归藏。"乐极生悲"，喜乐无极，火克金，害肺伤魄，表现为：狂，意不存人；皮革焦，毛悴色夭。

怒，以性情急躁易怒或无故善怒为主要表现。多因文明和修养缺乏，不能容忍，或自尊心受到嘲弄，利害不得调解，怨恨超越自持力的忍受限度致病。"怒则气上""怒则气逆"，勃然大怒，可以使气机逆乱,阳气升发,气血上逆。而郁怒是一种极不愉快的情感,也是胸无大志的表现,是在人格受到压抑或侮辱,苦衷难言,郁气不舒,怨气不伸之时,久存于心而郁于肝,发展而成。由于肝主疏泄,"在志为怒",故"怒伤肝",同时肝气升泄太过,血随气逆,甚而呕血、昏厥及飧泄等。从怒的病证表现及其发病机制,不难推论怒之病因其性属于阳,乃向上、向外导致气机升发太过之病。"盛怒者迷惑不治",盛怒不止,土克水,害肾伤志,可表现出喜忘其前言、腰脊不可俯仰屈伸、毛悴色夭的症状。

忧,以担忧愁郁为主要表现,是一种消极性情绪。多因持续日久的不合心意,或处于逆境中的不良心境,如在社会生活中,预感到前景不妙而担忧,思想焦虑,情志沉郁而致病。"愁忧者,气闭塞而不行""脾愁忧而不解则伤意,意伤则悗乱,四肢不举"。

思,思为思虑。常因长期持久地专注于某一事物,或所求不遂太过而致病。临床上以思绪不宁、脘闷不适为主要表现。思可以凝神定志、意守中宫、唤起欲情，但思则心有所存而神有所归，以至于气留而不行，则见气结，"心怵惕思虑则伤神，神伤则恐惧自失，破䐃脱肉"。因脾"在志为思"，故"思伤脾"，从而多见运化无力、运化失常的病变。气结不行，脾运受阻则见脘腹痞胀、纳食不佳，甚则泄泻等，由于思则气机结滞，还可见不眠辗转、嗜卧倦怠、头晕神疲等。严重的还可影响生殖功能，出现男子滑精、女子白带和筋肉失养。因脾与思的形神关系，思虑过度致病以脾运不健之变为主。

悲，以心境凄楚为主要表现，是一种消极性情绪。忧与悲程度有不同，但同属于肺志，二者均为不良刺激的情绪反映。过度的忧愁悲哀容易导致气机收敛，闭塞不行，终而导致宣发肃降失常、肺气消损诸证。悲忧致病，从其病因性质而言属于阴性病邪，为病多影响心系肺系，出现心急肺举病证。症见：悲伤欲哭、神情郁闷、胸闷不舒、善太息及肺气亏虚诸变，严重者出现上下隔塞不通的噎膈证。

惊恐。惊与恐均属被动性情绪。惊以神情紧张惊骇为主要表现，恐以胆怯恐吓为主要表现。恐是过度惧怕,惊是突然受惊的一种精神刺激,其区别是恐为自知,而惊为不自知,二者均属不良刺激,能使机体的气机运行紊乱或者肾气的摄纳无权,同时大惊卒恐又会伤及心神,故惊亦有属心志之所说。其病甚者,可见癫狂、喜笑、歌乐、妄行不休息及狂言诸症,《黄帝内经》认为其病皆由于"得之大恐"。恐则气下,惊则气乱,其为病伤气机,伤气血,伤五脏,伤精神者,确乎其然。二者阴阳有别,恐为气机内敛向下,故属于阴;惊则气机散乱,精神动荡,故属于阳。

形神共俱

"形"指形体,指人体的脏腑、形骸等有形结构;"神"是人作为万物之灵所具备的意志和认知、情感等精神或心理活动,以及对全身各脏腑组织的统率、协调功能。《类经》提道:"无神则形不可活,无形则神无以生。"形神整体,依存互用,"形神合一",密不可分。

神有赖于形而存,形体是情志活动正常运行的

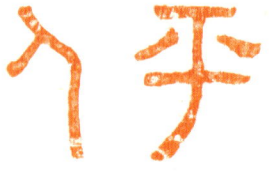

物质基础。《素问·阴阳应象大论》曰:"人有五脏化五气,以生喜、怒、悲、忧、恐。"《素问·宣明五气》言:"五脏所藏,心藏神,肺藏魄,肝藏魂,脾藏意,肾藏志,是谓五脏所藏。"《灵枢·平人绝谷》言:"血脉和利,精神乃居。"《素问玄机原病式》言:"精中生气,气中生神,神能御其形,由是,精为神气之本。"《素问·上古天真论》言:"形体不敝,精神不散。"精神功能的正常发挥以形体健康为前提,人的精神活动不能离开形体单独存在,神依附于形;情志活动可影响脏腑功能。《灵枢·天年》言:"悲哀愁忧则心动,心动则五脏六腑皆摇",《素问·疏五过论》曰:"精神内伤,身必败亡",提示情志活动异常与躯体疾病互为因果,脏腑是心理活动的物质基础,而心理活动又是脏腑的功能表现。"神"也反作用于"形",喜伤心、怒伤肝、思伤脾、忧伤肺、恐伤肾,神病则形伤。形与神俱,《灵枢·天年》曰:"血气已和,荣卫已通,五脏已成。神气舍心,魂魄毕具,乃成为人";《神灭论》言:"形

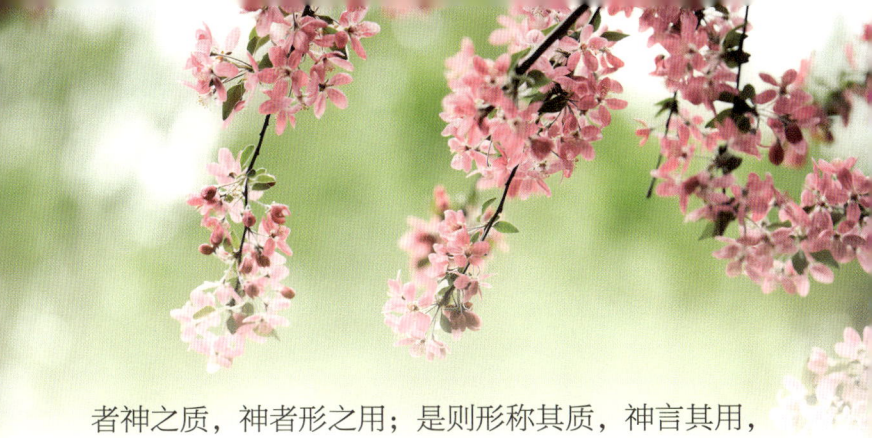

者神之质,神者形之用;是则形称其质,神言其用,形之与神,不得相异"。生理上,人由形与神共同组成。《类经》言:"无神则形不可活,无形则神无以生。"《素问·调经论》言:"心藏神,肺藏气,肝藏血,脾藏肉,肾藏志,而此成形,志意通,内连骨髓,而成身形五脏。""形"与"神"协调、平衡是人体心身健康的重要的条件。病理上,情志异常可以导致气机逆乱,引起躯体疾病。如《素问·举痛论》言:"怒则气上,喜则气缓,悲则气消,恐则气下,惊则气乱,思则气结。"情志变化还可损及阴阳。如《素问·阴阳应象大论》言:"暴怒伤阴,暴喜伤阳。"情志因素还可直伤五脏。如《灵枢·百病始生》言:"喜怒不节则伤藏,藏伤则病起于阴也。"躯体疾病也可引发情志异常。如《灵枢·本神》言:"肝气虚则恐,实则怒……心气虚则悲,实则笑不休。"同时,社会、心理因素也是导致心身障碍的重要因素。《素问·疏五过论》言:"故贵脱势,虽不中邪，精神内伤，身必败亡。始富后贫，虽不伤邪，皮焦筋屈，痿躄为挛。"

人格体质

人格又称为个性，是与他人相区别的独特而稳定的心理、行为与体质特征，是体质因素、发育和社会经历共同作用的结果，是个人所独有，包括人的气质、性格、体质、能力等，其中气质和性格是构成人格结构的重要组成部分。中医学的气质，主要指个体出生后，随着身体的发育、生理的成熟发展起来的人格心理特征，包括性格、态度、智慧等。所谓"气质"，近乎"脾气""秉性"之意。体质，又称禀赋、禀质、气禀、形质。人体的质和量，是禀受于先天，受后天影响，在生长、发育过程中形成的与自然、社会环境相适应的人体形态结构、生理功能和心理因素的综合的相对稳定的固有特征。《黄帝内经》运用阴阳五行学说，创建了与体质密切联系的独具特色的中医学人格模式。《灵枢·通天》《灵枢·阴阳二十五人》等篇目中均存在系统的分类理论，包括外形、体质、疾病倾向与治疗方法等。

阴阳五态人

"阴阳五态人"的人格类型划分，可见于《灵枢·通天》。其特点按阴阳之气多少，将人格特征及所表现的行为举止、体态神情、体质特点等，归纳为太阴、少阴、阴阳和平、太阳、少阳5种类型。

太阴之人：存在"贪而不仁，下齐湛湛，好内而恶出，心和而不发，不务于时，动而后之"的人格特征；有"多阴而无阳，其阴血浊，其卫气涩，阴阳不和，缓筋而厚皮，不之疾泻，不能移之"的体质特点；其外形"黮黮然黑色，念然下意，临临然长大，腘然未偻"；认识能力方面，"不务于时，动而后人"；情感方面存在"纡纡然""安安然"的特征；意志方面，则"汗汗然""动手足，发行动身""动而后人"；性格方面，"心抑而不发"；社会道德、品质方面，"好内而恶出""贪而不仁，下齐湛湛""善欺绐人，戮死"。

少阴之人：存在"小贪而贼心，见人有亡，常若有得,好伤好害,见人有荣,乃反愠怒,心疾而无恩"的人格特征;有"多阴少阳,小胃而大肠,六腑不调,其阳明脉小而太阳脉大,必审调之,其血易脱,其气易败也"的体质特点;其外形"清然窃然,固以阴贼,立而躁崄,行而似伏";认识能力方面,"劳心"且"有才";情感方面存在"栝栝然""多忧劳于事"的特征;意志方面,"遗遗然""随随然";性格方面,"佗佗然""栝栝然""见人有亡,常若有得""见人有荣,乃反愠怒""心疾而无恩";社会道德、品质方面,"小贪而贼心""好伤好害"。

太阳之人:存在"居处于于,好言大事,无能而虚说,志发于四野,举措不顾是非,为事如常自用,事虽败而常无悔"的人格特征;有"多阳而少阴,必谨调之,无脱其阴,而泻其阳,阳重脱者易狂,阴阳皆脱者,暴死不知人也"的体质特点;其外形"轩轩储储,反身折腘";认识能力方面,"疾心多虑""见事明";情感方面存在"支支颐颐然""自得貌"的特征;意志方面,"举措不顾是非,为事如常自用,事虽败而常无悔";性格方面,"居处于于""有气""志发于四野""好言大事，无能而虚说"；社会道德、品质方面，轻财，"核核然"。

少阳之人：存在"諟谛，好自贵，有小小官则高自宜，好为外交而不内附"的人格特征；有"多阳而少阴，经小而络大，血在中而气在外，实阴而虚阳，独泻其络脉则强，气脱而疾，中气不足，病不起也"的体质特点；其外形"立则好仰，行则好摇，其两臂两肘则常出于背"；认识能力方面，"諟谛，好自贵""审而又审""监监然""如金之鉴而明察"；情感方面存在"廉廉然""严严然"洁身自好的特征；意志方面，"廉廉然""如金之洁而不污""敦敦然"，坚贞不屈，"好为外交而不内附""急心静悍"，静则安，动则悍；性格方面，"好自贵，有小小官则高自宜，好为外交而不内附"；社会道德、品质方面，"身清廉""廉廉然"。

阴阳和平之人：存在"居处安静，无为惧惧，无为欣欣，婉然从物，或与不争，与时变化，尊则谦谦，谭而不治，是谓至治"的人格特征；有"阴阳平和之人，其阴阳之气和，

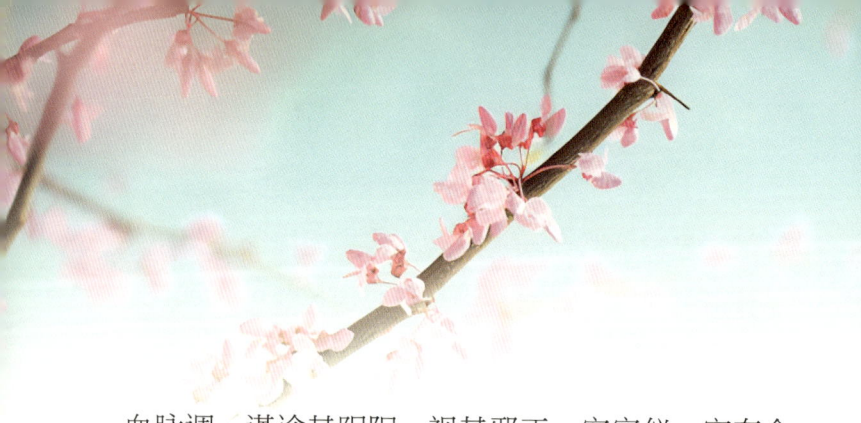

血脉调。谨诊其阴阳,视其邪正,安容仪,审有余不足,盛则泻之,虚则补之,不盛不虚,以经取之"的体质特点;其外形"委委然,随随然,颙颙然,愉愉然,暶暶然,豆豆然,众人皆曰君子";认识能力方面,"婉然从物""兀兀然""与时变化",勤奋好学;情感方面存在"好利人,不喜权势,善附人也"的特征;意志方面,"无为惧惧""无为欣欣";性格方面,"居处安静";社会道德、品质方面,"好利人,不喜权势"。

阴阳二十五人

"阴阳二十五人"的人格类型,源自《灵枢·阴阳二十五人》。其特点是将体质形态与人格结合起来,运用五行归类的方法,划分为木、火、土、金、水5种类型,然后又将每一类型按所禀五行之气的偏全,再用相应的五音变化细分成5种亚型,合之共有25种类型,即所谓"二十五人"。

木型之人：体质形态特点，"木形之人，比于上角，似于苍帝。其为人苍色，小头，长面，大肩背，直身，小手足"；时令适应，"能春夏，不能秋冬，感而病生"；人格行为特点，"好有才，劳心，少力，多忧劳于事"；木型人典型人格特征，有才智，好用心机，举止少力，体力差，多为事务烦扰而劳心。禀足厥阴木气全者为上角之人，具有木型人的典型特征，其行为"佗佗然"，雍容稳重，自得貌；禀木气偏者有4种，其人格行为在上述典型特征基础上各有所偏：①大角之人，比于左足少阳之上，性格"遗遗然"，谦和优柔，退让貌；②太角之人，比于右足少阳之下，性格"推推然"，努力进取，勇于进取貌；③左角之人，比于右足少阳之上，性格"随随然"，柔顺随和貌；④判角之人，比于左足少阳之下，性格"栝栝然"，刚直不阿，方正端直貌。

火型之人：体质形态特点，"火形之人，比于上徵，似于赤帝。其为人赤色，广䏚，脱面，小头，好肩背髀腹，小手足，行安地，疾心，行摇肩，背肉满"；时令适应，"能春夏，不能秋冬，秋冬感而病生";人格行为特点,"行安地,疾心,行摇肩""有气,轻财,少信,多虑,见事明,好颜,急心,不寿暴死"。禀手少阴火气之全者为上徵之人,具有火型人的典型特征,其行为"核核然",识时务,重实效,真诚朴实貌;禀火气偏者有4种,其人格行为在上述典型特征基础上各有所偏:①质徵之人,比于左手太阳之上,性格"肌肌然",见识短,浮躁貌;②少徵之人,比于右手太阳之下,性格"慆慆然",疑心重,乐观喜悦貌;③右徵之人,比于右手太阳之上,性格"鲛鲛然",勇往直前,活跃爽快貌;④质判之人,比于左手太阳之下,性格"支支颐颐然",乐观无忧,怡然自得貌。

土型之人:体质形态特点,"土形之人,比于

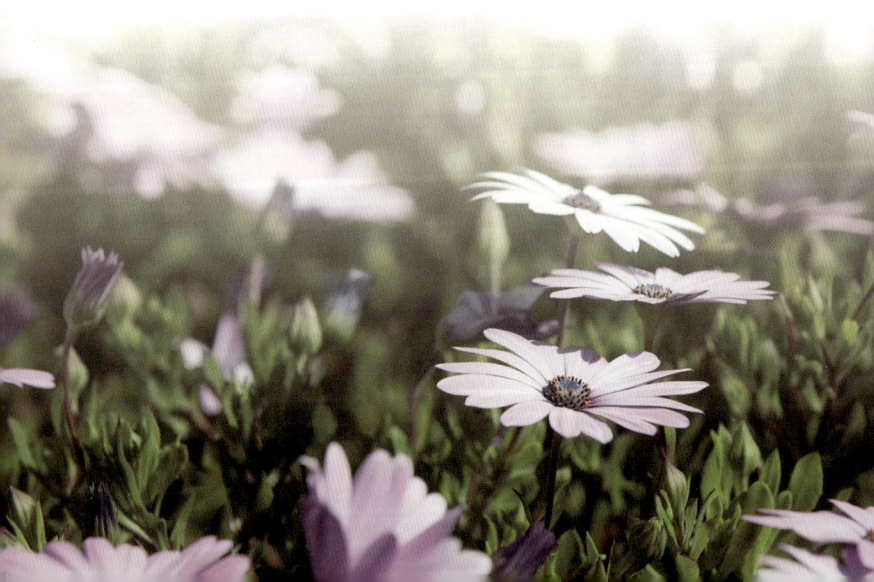

上宫,似于上古黄帝。其为人黄色,圆面,大头,美肩背,大腹,美股胫,小手足,多肉,上下相称,行安地,举足浮";时令适应,"能秋冬,不能春夏,春夏感而病生";人格行为特点,"行安地,举足浮。安心,好利人,不喜权势,善附人也"。土型人典型人格特征,心情平静,行为稳重,善于助人为乐,不争逐权势,善于团结人。禀足太阴土气全者为上宫之人,具有土型人的典型特征,其行为"敦敦然",诚实忠厚貌;禀土气偏者有4种,其人格行为在上述典型特征基础上各有所偏:①太宫之人,比于左足阳明之上,性格"婉婉然",平和柔顺,婉转和顺貌;②加宫之人,比于左足阳明之下,性格"坎坎然",喜乐快活,端庄持重貌;③少宫之人,比于右足阳明之上,性格"枢枢然",处事圆转,灵活敏捷貌;④左宫之人,比于右足阳明之下,性格"兀兀然",专心致志,不怕困难,勤奋自主貌。

金型之人:体质形态特点,"金形之人,比于上商,似于白帝。其为人方面,白色,小头,小肩背,小腹,小手足,如骨发踵外,骨轻";时令适应,"能秋冬,不能春夏,春夏感而病生";人格行为特点,"身清廉，急心，静悍，善为吏"。金型人典型人格特征，清正廉洁，虽性情急躁但尚可自控，行动迅速，办事快捷，属为官之才。禀手太阴金气全者为上商之人，具有金型人的典型特征，其行为"敦敦然"，但非上宫人"敦敦然"之敦厚，乃金性的坚韧刚毅，敏厚诚实貌；禀金气偏者有 4 种，其人格行为在上述典型特征基础上各有所偏：①鈦商之人，比于左手阳明之上，性格"廉廉然"，洁身自好貌；②右商之人，比于左手阳明之下，性格"脱脱然"，洒脱不拘，潇洒超脱貌；③左商之人，比于右手阳明之上，性格"监监然"，是非分明，善于辨察貌；④少商之人，比于右手阳明之下，性格"严严然"，严肃庄重貌。

水型之人：体质形态特点，"水形之人，比于上羽，似于黑帝。其为人黑色，面不平，大头，廉颐，小肩，大腹，动手足，发行摇身，下尻长，背延延然"；时令适应，"能秋冬，不能春夏，春夏感而病生"；人格行为特点，"不敬畏，善欺绍人，戮死"。禀足少阴水气全者为上羽之人，具有水型人的典型特征，其行为"汗汗然"而人格卑下；

禀水气偏者有4种,其人格行为在上述典型特征基础上各有所偏:①太羽之人,比于右足太阳之上,性格"颊颊然",扬扬自得,得意貌;②少羽之人,比于左足太阳之下,性格"纡纡然",性格内向,不直爽,纡曲不爽貌;③众羽之人,比于右足太阳之下,性格"洁洁然",文静如水之清澈,性情坦白貌;④桎羽之人,比于左足太阳之上,性格"安安然",安然少动,不像上羽之人那样"发行摇身",心胸坦荡貌。

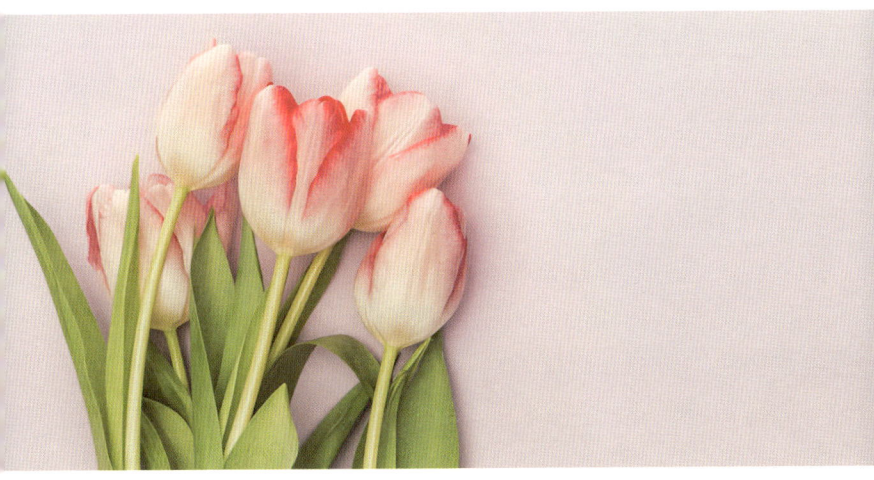

02 法从调心为先

情志病的发生，主要由于在其气不等、精神志意魂魄禀赋差异的基础上，七情过用，使脏腑功能失调、气血逆乱，导致精神意志情感及动作行为的异常。在治疗上，形志共病需要形神兼养，御精神健心理，收魂魄促睡眠，和喜怒悦情绪，适寒温防感伤，强志意坚行为，治法以调心为先。

中医学中的"精""神"观念

精与神是中医学生命体动作行为观的起点。中医学对生命个体形体及动作行为的认识,皆是从"生"与"命"入手的。《灵枢·经脉》言:"人始生,先成精,精成而脑髓生,骨为干,脉为营,筋为刚,肉为墙,皮肤坚而毛发长。"《灵枢·本神》言:"故生之来谓之精,两精相搏谓之神。"有生命的形体才可称"精";积精至于全神,进而有志、意、魂、魄及动作行为等表现谓之有"神"。"两精相搏",然后"血气已和,营卫已通,五脏已成,神气舍心,魂魄毕俱,乃成为人"。《荀子·天论》言:"形具而神生。"《医宗金鉴》言:"天真一气精神祖,体是精兮用是神。"健康的生命是精气神的平衡与整体最佳。《素问·上古天真论》言:"形体不敝,精神不散。"《素问·移精变气论》言:"精神内伤,身必败亡。"

"精"是自然界阴阳之气在一定条件下结合的产物。"精"不仅是生命起源的原始物质,也是构成生物个体本身和繁衍后代的基本物质。构成人的形体的各种组织，是由精孕育、化生而形成的。人的生殖、繁衍，保持物种、延续生命，也是通过精来完成的。男女两性的精结合产生新的生命个体。《灵枢·决气》言："两精相搏谓之神""两神相搏，合而成形，常先身生，是谓精"。化生形体、孕育胎儿的原始生殖物质就是精。作为生命活动的要素之一，精与气、神分工协作，共同保障着生命活动的健康进行，并贯穿于生命活动的始终，故《灵枢·本脏》谓"人之血气精神者，所以奉生而周于性命者也"。精是具有生命活力的精微物质，生命起源于精，任何生命个体的诞生、生命活动的维持及生物种族的延续，都离不开精的作用。"成形始于精，养形在于谷。"所谓"后天之精"就是由水谷所化生的"精微"，"先天之精"乃是指人体形成之前，来自父母的精气，但是，父母的精气，也是依靠后天精气的奉养而生成的，故"先天"也是有其物质基础的。"精"是机体活动能力的内在物质基础，它是供给有机体代谢作用的物质资源，精气充沛了，自然表现出"神"的扬溢。"故神者，水谷之精气也。""神"

来自水谷的精气。与"气"相对而言，精属阴而气属阳，阳根于阴，故精为生命活动的根本；而"精"的产生，归根结底来源于"食气"。"精不足者，补之以味。"

《黄帝内经》之"神"，包括两个方面，是指精神状态和思维活动。即《素问·举痛论》所言"心藏神"的神，受七情所伤之病，便表现为"神"的失常。人体生理活动和病理变化所表现于外的"形征"，是对机体活动情况的概括，即"神气"。在人的生命活动中，精是物质及其结构，气是功能与能量，

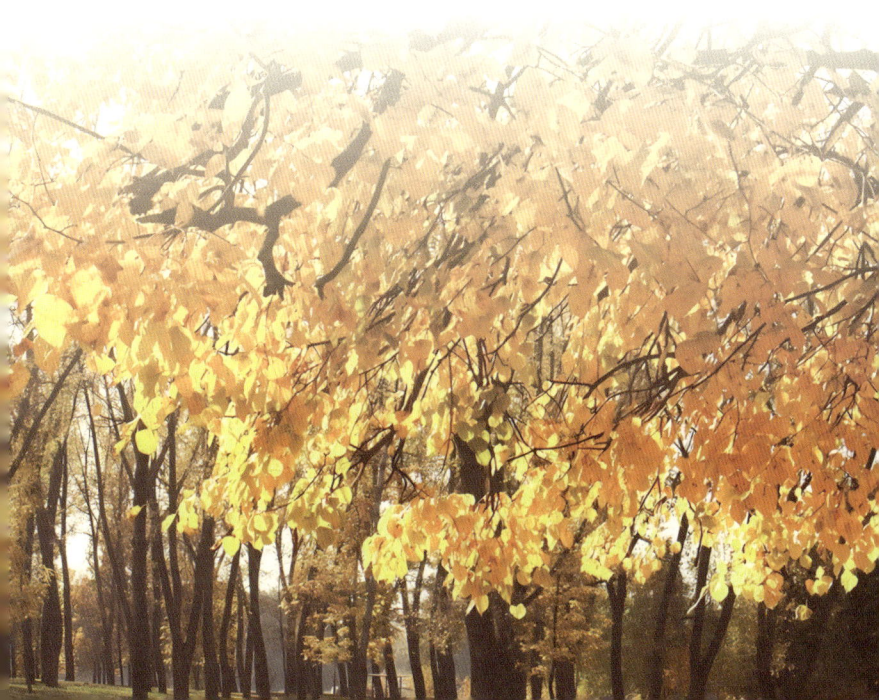

神是信息及其调控，三者协调互用，缺一不可，共同保证人体生命的正常进行，并贯穿于生命活动的全过程。人的生命过程，除了因意外事故或患危重病而夭折外，一般都要经历阶段分明的出生、成长、壮盛、衰老和死亡五个时期。对于每个人来说又有长短寿夭差异，人体生命的内涵，在空间上表现为由精、气、神三要素构成的、自主活动的立体，在时间上则显示出以先后顺序相衔接的生、长、壮、老、已五个时相。

精神一词，最早见于《灵枢·本神》之"凡刺之法，必先本于神。血脉营气精神，此五脏之所藏也"。精神的本质，离不开精气的活动。精神互用，精化气生神，神控精驭气。治法上，使用健、养、壮等手段以益不足，使用泻、利、镇等手段以抑其亢，安之、止之以纠偏乱，使精气旺盛；使用养、益、助等手段以补神不足，定、宁、镇等手段以抑亢越，安、清、定等手段以纠紊乱，使各种生命功能尤其是意识、认知、动作行为等和谐适度，无精不谐神、神不谐精、精神分离之害，精神相谐而健康。

病证调适示范

儿童精神障碍是以基本个性改变，思维、情感、行为的分裂，精神活动与环境的不协调为主要特征的一类最常见的精神病。本病临床见症繁多，按其临床表现可归属于中医癫狂、百合病、痴呆等病症中。

病证认识：本病病因主要责之于胎禀和情志因素。先天，胎儿以母血为生，孕母性情抑郁，精神烦乱或暴受惊恐，致使胎儿气血失和，阴阳失调，秉承抑郁、孤僻、胆怯、固执、暴躁等病态性格，生后稍有情绪刺激即易发病。后天，小儿脏腑娇嫩，神气怯弱，长期所欲不遂，所思不得，或骤然耳闻异声，眼视异物，致使气血逆乱，心神失养而为病。《灵枢·口问》言："大惊卒恐，则气血分离，阴阳破败，经络厥绝，脉道不通。阴阳相逆，卫气稽留，经脉虚空，血气不次，及失其常。"发病是遗传因素和环境因素两者共同作用的结果。病机多与气、火、痰、瘀诸因素相关。气滞、火郁、痰结、血瘀可造成阴阳的偏盛偏衰。机体阴阳失调，不能互相维系，以致阴虚于下，阳亢于上，心神失常，神明逆乱，精神失谐而发病。

临床表现：精神障碍的临床症状极其多样复杂，儿童精神障碍亦然。一般可为急性、亚急性或慢性。少年儿童急性和亚急性起病者多。急性发作者，以兴奋状态为主，表现为胡言乱语、到处乱跑、打人骂人、逾垣上屋、登高而歌、弃衣而走、惹是生非、呈现躁狂的现象。慢性、亚急性发病者，早期症状多表现为性格变化，变得孤独、寡言少语、疏远亲人、对人冷淡、不与同伴接近、学习成绩下降、兴趣减少、记忆力减退、情绪紧张、无故恐惧、焦虑、坐立不安，有时无故生气、自责、抑郁，或无故发笑，有时出现奇特动作。年龄较大的儿童可出现强迫症状，如难以控制地重复无意义的动作等。随着病情发展，患儿会出现知觉障碍，以幻视、幻听为常见，如看见荒诞离奇的影像。此外，尚可出现思维联想松弛，缺乏中心内容，言语减少，感情淡漠，意志减退，无故旷课，生活懒散、不能自理，终日无所事事等表现。病情严重时，表现为精神衰退，与外界完全脱离。从中医辨证视角来看，本病可分为阴证与阳证，阴证会出现情感淡漠，思维贫乏，孤独呆滞，精神萎靡，行为懒散，反应迟钝，语音低微等症状，舌淡苔白，脉沉；阳证则会出现情绪亢奋，思维混乱，答非所问，衣着怪异，动作离奇，打人毁物，逾垣上屋，登高而歌，弃衣而奔，常伴幻听、幻视或幻想等症状，舌红苔黄而腻，脉数有力。

调适思路：精神障碍以人的思维与情感障碍为主，在治疗上应根据疾病的不同阶段配合选用相应的心理治疗方法。遵照《难经·二十难》中"重阳者狂，重阴者癫"原则，儿童精神障碍有阳证（狂）、阴证（癫）之别，初病、久病之分。初病有阴阳之分，初病，属实证，病多在于精亢。若见阴证，存在气郁、痰阻、血瘀等病理改变，治疗以理气解郁、畅达神机为大法，初、中、末各阶段均要恰当运用调气之法；若见阳证，则多存在火郁、痰壅、热郁等病理改变，治疗上降火豁痰以治其标，调整阴阳，恢复神机以治其本为大法。久病之时，至于后期，证见神弱，虚实夹杂，正虚为主，则需补益心脾，滋阴养血，调整阴阳。阴证，偏于脾气心血不足；阳证，偏于心肾阴伤，水不济火，致阴虚火旺。

同时，移情易性不但是防病治病的需要，也是防止病情反复或意外发生的措施。除药物治疗外，必须注重生活调摄、精神安慰及必要的安全护理。

用药示例：癫病，属阴证，"重阴者癫"，治癫则应以"调气、畅神"为主。治疗上可仿少阴病论治，重用壮阳之药，即"症见于阴者，以阳法救之"。形神共病，参合精神失谐证辨证路径之神亢精弱、精不谐神证或精神皆弱、精神分离证调适。若见有情感淡漠，思维贫乏，孤独呆滞，精神萎靡，行动懒散，音低少语，兴趣索然，未见幻觉、妄想及躁动，舌淡，苔白，脉沉伏细弦者，可选用巴戟天、仙茅、肉苁蓉、锁阳、熟地黄、甘草等益肾温阳之品。初期，若情绪不宁，沉默不语，情感脆弱，叹息，胸闷不舒者，可选用柴胡、青皮、香附、枳壳、郁金等以疏肝理气；中期，若精神抑郁，表情淡漠，沉默痴呆，出言无序，喜怒无常，或喃喃自语，秽浊不分，不思饮食，舌淡白苔白腻，脉弦滑者，可选用半夏、橘红、胆南星、枳实等降气化痰；后期，若神思恍惚，魂梦颠倒，心悸易惊，善悲欲哭，饮食减少，肢体困乏者，可选用党参、当归、黄芪、茯神等健脾养心，半夏、神曲、陈皮等理气化痰；久病，若见心烦易怒，躁扰不寐，神志恍惚，多言善惊，面红形瘦，口干舌燥，舌红少苔或无苔，脉沉细而数者，可选用知母、玄参、黄柏、茯苓等养阴理气。

狂证，属阳证，病见精亢或神越，精神失谐，形神共病，参合精神失谐证辨证路径之神弱精亢、神不谐精证或神亢精弱、精不谐神证调适。"诸躁狂越，皆属于火"，治疗慎用强制之法而用和解之剂，以柔制刚。疏肝则郁火得散，潜阳则狂躁得平；活血使气血能充养元神之府，化瘀则使有毒物质得以清除。"重阳者狂"，多见狂躁症状，情感兴奋，思维出轨，答非所问，衣着怪异，动作离奇，打人毁物，逾垣上屋，躁动不安，常伴幻觉幻想，舌红，苔腻黄，脉弦数浮大。可选用柴胡、黄芩、龙骨、牡蛎、半夏、茯苓等和解少阳，配合丹参、桃仁、红花、赤芍、大黄等活血化瘀，以推陈出新。若性情急躁易怒，头痛失眠、面红目赤者，可选用生铁落、钩藤清泄心肝之火；狂乱无知，骂詈号叫，不避亲疏者，可选用胆南星、浙贝母、橘红涤痰化浊，石菖蒲、远志、茯神、辰砂宁心安神。若狂久不已，狂势渐减，呼之能止，精神疲惫，烦躁，形瘦，面红，舌质红，少苔或无苔，脉细数者，可选用生地黄、麦冬、玄参等清热养阴，黄连、竹叶、灯心草等泻心火；伴多言善惊者，可选用茯神、龙齿、远志安神定志；若疑虑丛生，妄见妄闻，言语支离者，可选用桃仁、赤芍、丹参、红花等苦泄血滞，化瘀润燥；若病久不愈，营血暗耗，肾阴不足，心肾失调，见妄言妄为，寝不安寐，烦惋焦躁等症者，可选用黄连、黄芩直折心火，清热除烦，阿胶、白芍、生地黄、麦冬、玄参滋养阴液，肉桂引火归原，与黄连伍用交通心肾。

针灸疗法示例：间使、内关、中渚，以上穴位均为双侧，手法平补平泻，留针30分钟，隔10分钟针1次，可暂时缓解症状。

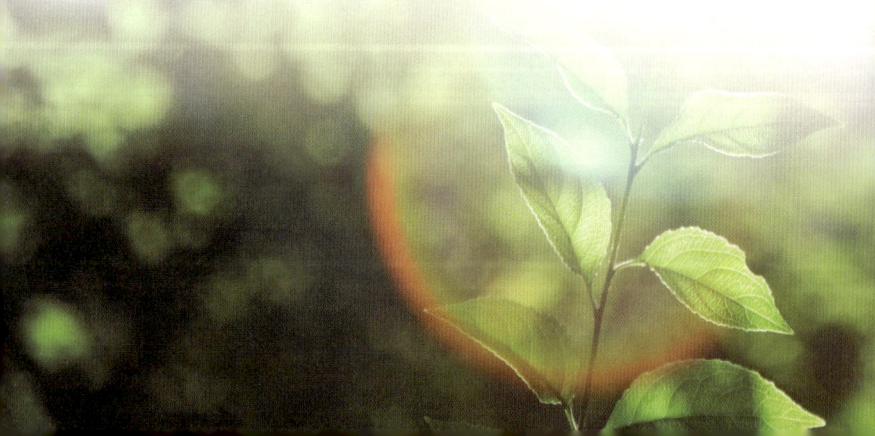

心理治疗示例：注意对患儿心理上的支持，诱导其与周围接触，参加集体游戏。可采用以下方法：选择和具备良好环境，树立良好医风，严格执行保护性医疗制度；启发患儿叙述病情，取得其信赖；启迪患儿领悟能力，分析其中个性、心理因素和社会环境因素，唤醒患儿正确认识本病；积极疏导，略见成效时，应因势利导，顺水推舟；鼓励、宽慰、平舒患儿情绪，使之乐观上进；利用患儿的爱好和兴趣来转移其对心理矛盾的注意和记忆；给以某种精神和物质上的满足，以弥补其心理上的不足；精神上同情，道义上支持，政策上保护。

中医学中的"魂""魄"观念

魂与魄是中医学生命体动作行为的营镇装置。《灵枢·本神》认为："随神往来者谓之魂，并精出入者谓之魄"，张景岳注释为："精对神而言，则神为阳而精为阴；魄对魂而言，则魂为阳魄为阴。故魂则随神而往来，魄者并精而出入"。《医述》更引汪蕴谷言："气足则生魂，魂为阳神；精足则生魄，魄为阴神。"

魂,《灵枢·本神》指出:"随神往来者谓之魂",《左传疏注》言:"精神性识,渐有所知,此则附气之神""附气之神曰魂",唐容川《血证论》言:"魂者,阳之精,气之灵也。"魂的表现形式多样,舍于血。《灵枢·本神》言:"肝藏血,血舍魂。"《灵枢·大惑论》言:"目者,心之使也。心者,神之舍也。"唐容川谓:"昼则魂游于目而能视",认为魂游于目与视觉关系密切;《素问·宣明五气》言:"肝藏魂""肝为语",王冰注曰:"语宜委曲,故出于肝。"张介宾曰:"魂之为言,如梦寐恍惚,变幻游行之境皆是也。"故魂可为语词,为梦幻神游,与睡眠、夜梦、言语发声有关;唐宗海认为"魂不强者虚怯"。《灵枢·论勇》言:"勇士者,目深以固,长冲直扬,三焦理横,其心端直,其肝大以坚,其胆满以傍,怒则气盛而胸张,肝举而胆横,眦裂而目扬,毛起而色苍,此勇士之所由然者也""怯士者,目大而不减,阴阳相失,其焦理纵,𧙕𧘈短而小,肝系缓,其胆不满而纵,肠胃挺,胁下空,虽方大怒,气不能满其胸,肝肺虽举,气衰复下，故不能久怒，此怯士之所由然者也"，认为勇怯与魂的强弱有关；《纬书·孝经援神契》言"魂，芸也。芸芸动也"，认为魂与动作行为及随意运动的调控有关；《辨证论治研究七讲·藏象论》言"魂的作用就是人体在心的指挥下所表现出来的正常兴奋或抑制作用"，认为魂与精神情绪的调节有关。病机证候呈现《灵枢·本神》所言"肝悲哀动中则伤魂，魂伤则狂妄不精，不精则不正当人，囊缩而挛筋，两胁骨不举，毛悴色夭，死于秋"，《普济本事方》言"肝经因虚，内受风邪，卧则魂散而不守，状如惊悸"。

魄，《灵枢·本神》言"并精而出入者谓之魄"，《史记正义》言"人之生也，始变为形，形之灵曰魄"。表现形式：《灵枢·本神》言"肺藏气，气舍魄"；《素问·宣明五气》说"肺藏魄"，舍于气；《史记正义》言"初生之时，耳目心识，手足运动，此魄之灵也"；张景岳谓"魄之为用，能动能作，痛痒由之而觉也"，为先天本能。病机证候：《灵枢·本神》言"肺喜乐无极则伤魄，魄伤则狂，狂者意不存人。皮革焦，毛悴色夭，死于夏"。

魂魄：常并称，有着一些共同特点，即与生俱来，基于形气，自然形成；与形体功能强弱有关。形气既殊，魂魄各异，遗传或禀赋不同，可造成魂魄各异，亦即有着某种遗传特性；"用物精多，则魂魄强"，又有后天习性差别。病理状态下，其病证表现有某些相似之处，《灵枢·本神》言："肝，悲哀动中则伤魂，魂伤则狂妄不精""肺，喜乐无极则伤魄，魄伤则狂"。魂魄虽并称，但又有不同，属于两类既有联系但本质又有区别的心理活动。①魄，属阴神，属精的表现，具有抑制性、被动性，是与生俱来的、本能性的，一旦形体出现便基本具备，具有"魄属形体""并精出入"等含义，后世有"体魄"之说，即指的是"肺藏魄"。魄是较低级的神经精神活动，如新生儿啼哭等非条件反

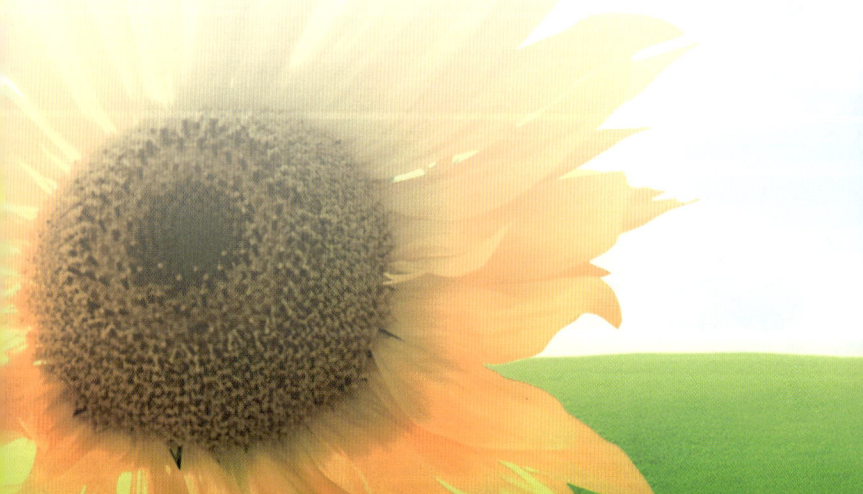

射动作和四肢运动、耳听、目视、冷热痛痒等感知觉及记忆等。②魂，属阳神，必附着于神，属神得分支，是后天发展而成的，具有兴奋性、主动性，指一些非本能的、较高级的精神心理活动，是建立在神气活动基础上的，是逐步发展完善的，活跃的，故有"魂属精神""随神往来"，后世有"灵魂"之说，即"肝藏魂"。魂以魄的活动为基础，是比魄更高级的精神心理活动，类似所谓思维、想象、评价、决断和情感、意志等心理活动。③"运用动作底是魂；不运用动作底是魄""动以营身谓之魂；静以镇形谓之魄"（《朱子语类》），"魂强者多寤，魄强者多眠"。中国传统文化常以阴阳动静来区分之。《左传》谓"魂阳而魄阴，魂动而魄静"。

在治疗方面，可以通过药物和非药物方法治疗。

对于魄的异常状态，治疗以强、摄、敛的方法补弱，以安、定、镇的方法抑亢，使精神、动作、行为，尤其是感觉、运动、反射等本能功能活动，驭收正常适当；对于魂的异常状态，治疗以强、敛、醒的方法使弱壮，以安、定、清的方法使亢和，使精神、动作、行为，尤其是思维、想象、评价、决断、情感与外界交流并反馈回机体的活动能力，发用正常适当而魂强，实现魂魄相谐而维护心身健康。

病证调适示范

强迫障碍是儿童时期以强迫观念或强迫动作为主要症状，并伴有焦虑情绪和适应困难的一种神经行为病症。

病证认识：中医虽无强迫症病名，但针对其证候特点、病因病机等进行研究，可发现对类似病症已有较早认识。《三因极一病证方论·五脏传变病脉》曰："人之五脏，配木火土金水，以养魂神意魄志，生怒喜思忧恐。"本病隶属志意、魂魄、君相失调。初起由于魂、魄、意、志、精、神禀赋各异，若不量禀赋，临事过差，则使五志不宁而为病，脏气本有虚实，忧伤、失志、思、怒、喜致脏气不平形成积聚，进而五情失度，动气伤神，致阴阳不和、气结、津液不通，最终造成形体损伤。五志禀赋不足，过劳则伤气耗精，过逸则气血壅滞。劳逸无度，则气血难以充养五脏。五脏精气不足则五脏所藏之精不安，正如《灵枢·本神》所谓"肝气虚则恐，实则怒……心气虚则悲，实则笑不休"。五脏所藏之神不同，损及何脏，乃见何证。若突然遭受剧烈的精神刺激，或某种情志活动持续过久，喜、怒、忧、思、悲、恐、惊七情变化超过了人体生理所能调节的限度，就会导致人体阴阳、气血失调，引起脏腑、经络功能紊乱，从而使精神不能内守而发病。同理，思虑伤脾或肝气乘脾，脾虚则生痰，痰气上逆，迷蒙心窍，亦可致本病发生。

初起基本病机以围绕辨五志禀赋虚实为主。五志异常，病机为肾志虚弱，脾意亢奋，志不御意。肺魄强盛，肝魂郁抑，魄不收魂。强迫形身兼证阶段，围绕脏气不平，七情失度，动气伤神，阴阳气血，津液不通，形体损伤。基本病机以辨脏腑虚实为主，形神并见改变。疾病的主证及演变，主要症结出现在个体人与社会的失和谐，所以类属为精神行为病症。

调适思路：本病治疗遵循"损有余，补不足"之准则，根据疾病不同阶段的主要矛盾，采取相应治法。在疾病初期，五志异常而未涉及脏腑阶段，以五志禀赋异常及过用为主，肾志虚弱，脾意亢奋，志不御意；肺魄强盛，肝魂郁抑，魄不收魂。由于尚未涉及脏腑气血津液功能及形体损伤改变，故治以调养心神肾志肝魂为重。中后期病及形志兼证阶段病机渐及脏腑气血津液功能及形体损伤，强迫主证与形身兼证并见。依其实在何腑、虚在何脏，辨明气、血、阴、阳、痰、瘀、水、火及神、魂、志、意兼证，分别选用方药穴位，以形志同治法则。治疗除辨证用药选穴外，特别要配合心理治疗。用药选穴始终以心身共治为第一要务。分别神形主次，审因论治。

用药示例：志弱意亢，症见强迫想法，控制力低，明知不必要且不能控制。不随意，不能由自己的意志所控制，焦虑不安、恐惧，舌淡红，形滞，苔白腻，脉左尺伏弦直，右关滑实。证属肾志虚弱，脾意亢奋，志不御意，治宜强肾志定脾意，选用强志消迫散为主方，药用半夏、白术、茯神、木香等。

魄强魂抑，症见强迫行为，重复进行某些动作或活动，明知不必要，但无法控制自己的行为。总想否定、排除焦虑不安，结果却是力图克制而不能，感到极其痛苦，舌质红，形硬实，苔白腻，脉右寸滑实有力，左关弦涩。证属肺魄强盛，肝魂郁抑，魄不收魂，治宜消肺魄舒肝魂，选用舒魂消魄散为主方，药用竹茹、菊花、玄参、泽泻、白芥子等。

心胆气虚，神魂不宁，症见经常出现不恰当或不必要的想法，并引起紧张不安，又无法摆脱，伴心悸，警惕易恐，坐卧不安，少寐多梦，舌苔薄白或如常，脉动数或虚弦。临床以心神不宁、决断不定的强迫想法及惊恐不安为本证，兼有心气虚胆气不足之证，治宜安魂益志，养心宁神，选用益志定意和魂方为主方加减，用药当以调神与补脏兼顾。

肾亏心火，神越志摇，症见强迫意向比较明显，如有从高处向下跳的想法，强迫行为难以控制，烦躁少寐，口干咽燥，头晕目眩，手足心热，严重者有潮热盗汗，或耳鸣，腰酸背痛，舌质红、少苔或无苔，脉细数。临床以心神亢越、肾志不宁的强迫意向及行为为本证，兼有肾阴亏虚、心火旺盛之证，治宜滋阴泻火，养心宁神坚志。选方天王补心丹合朱砂安神丸化裁，用药当以神形兼顾。

心脾损伤，神意不足，症见强迫症状以强迫观念为主，迁延不愈，时作时止，病程较长，伴血色苍白，头晕目眩，体倦乏力，气短声低，舌质淡苔白，脉细弱。临床以心神脾意不足的强迫观念为本证，因迁延不愈，时作时止，兼有心脾损伤，气血生化乏源之证，治宜益气养心，调意强志养神。选用归脾汤合强益安定散为主方加减，用药当以形神双养，益气补血养心，强志意益精神安定魂魄。

肝郁气结，魂抑意滞，症见思维强迫，动作重复、刻板。情志抑郁，或胆小多疑，虚烦不眠，或急躁易怒，哭笑无常，舌淡，苔白或黄，脉弦细数。证属肝郁气结，治宜疏肝解郁，健脾益气。选方以自拟坚志抑相方合柴胡疏肝散为主方加减。

病机演变可渐及脏腑气血津液功能及形体为主

时，则以脏腑气血津液辨证论治为主，兼顾志意辨证。临床表现心阳不振之证时，用药温振心阳，安神益志；水气凌心时，用药当以振奋心阳，化气行水，宁心安神强志；心血瘀阻时，用药当以活血化瘀、通脉，宁心安养神魂；痰火扰心证，用药当以清热化痰，定志和志、安潜神魂。

点穴按摩示例：补志室、泻意舍，补命门、平泻肝经，泻魄户、分推魂门。指揉法，每次 15~20 分钟。

个体志意对内外环境变化适应作用

志意辨证源于中国古代形神一体观，"志意"的作用也体现在增强人体适应性方面，包括人与自然及人与社会之间的协调能力。《黄帝内经》言："志意者，所以御精神、收魂魄、适寒温、和喜怒者也……志意和，则精神专直、魂魄不散、悔怒不起、五脏不受邪矣"，提示志意在精神、动作、行为驾驭及内外环境的感知、反馈、调适的作用。"志意通，内连骨髓而成身形五脏。"志意内与脊髓相连，外则与脏腑、气血、形体相贯通，通达调畅，构成人体的最高调节系统，是机体反应性、生理状态下对环境气候的适应性和病理状态下的调适性等方面的机制和能力，志意可以调节人体对外界寒温变化的适应能力，志意和谐、脏腑和调，则健康不病。

调适病证示范——抽动障碍

病证认识：抽动障碍虽然本身对患儿生长无器质性损害，但不自主的抽动症状及其并发症不利于患儿社会功能及心理健康发展。反复呼吸道感染对抽动障碍的发病、治疗和预后有显著的影响，临床应积极应对、提前采取措施，避免两种疾病相互影响造成病情复杂化而延长治疗。另外，抽动的症状因其特殊性常被误诊为其他疾病，如眨眼、吭鼻、清嗓症状误认为结膜炎、鼻炎、咽炎或慢性咳嗽等，因而失治、误治。中医辨证论治，标本兼治，治疗小儿抽动障碍及反复呼吸道感染疗效显著，还可以改善兼夹症状，调整体质。

通过自拟强志组方治疗儿童抽动障碍合并反复呼吸道感染症的疗效及作用机制研究，结果提示治疗后患儿呼吸道感染次数、平均病程较治疗前均有减少，耶鲁评分较治疗前降低，以强志组方治疗儿童抽动障碍合并反复呼吸道感染安全有效，调谐志意可以提高人体对外界环境变化的适应能力，从而增强患儿体质。

调适思路：抽动障碍是一种具有复杂的明显遗传倾向的精神神经障碍性疾病，而小儿反复呼吸道感染是儿童时期常见的呼吸系统疾病，对抽动障碍的发病、病情演变、治疗及预后均有影响。有关研究认为反复呼吸道感染可能是部分易感人群发生抽动障碍的潜在机制。现代临床对于抽动障碍合并小儿反复呼吸道感染多采用"分而论治"，其治疗方式有疗程长、不良反应多、症状控制不理想等诸多问题。中医药临床辨证论治，量体裁方，治疗儿童抽动障碍及小儿反复呼吸道感染疗效肯定，与西药相比不良作用少，复发率低，更容易被患儿家长接受。具体思路，应强志定意，调畅气血，肾封藏固密不泄，脾胃的升降运化有序，腠理致密，机体面对内外环境剧变时具有应激能力，防止外邪入侵，即防治外感，增强体质。强志组方有助于改善儿童反复呼吸道感染。

用药示例：初期五志异常本证合证阶段。志不足，意任魂魄不安证，眨眼斜视、挤鼻吸鼻、鼓腮咬唇等面部异常表情，耸肩歪颈、点头晃脑、扭头挺胸等不自主肩颈动作，握拳甩手、搓手抬臂、抖腿跺脚甚至步态异常，以及喉部肌肉抽动产生的异常发声；胆小易恐，惧暗，脾气急躁，冲动、任性、自汗、盗汗；舌淡红或嫩红，形常偏小，苔白腻或白浊，右寸脉弱、关脉小散数，左关脉浮滑来盛、尺脉紧硬有力。治宜强志定意，兼安魂魄助勇，选用自拟强志散加减方。

中后期病及形志兼证阶段。肝郁化火、志弱魂扰证，抽动突然发作，次数频繁，动作有力，伴口出秽语；兼证见情绪烦躁，面红耳赤，小便短赤，大便秘结；舌质红，苔白或黄，脉弦数或细数。治宜平肝泻火，增志安魂。方选清肝达郁汤加减。脾虚痰聚、志小意任证，喉中发声、调低，全身抽动，发作频繁，行为怪异，多话，喜怒无常，甚至打人、毁物；兼证见面色无华，皮肤松弛，冲动任性，纳少厌食，小便黄赤，大便干硬；舌质淡红，苔腻，脉沉滑。多见于肥胖儿童，或平素嗜食肥甘厚味者。治宜健脾化痰、强志充意。方选自拟十味温胆汤加减。脾虚肝旺、意任魂越证，肌肉抽搐、张口撇嘴，抽动无力，声音低微，发作不规律，伴腹部抽动；兼证见注意涣散，难于静坐，气短健忘，纳少厌食，面黄乏力，舌质淡红，苔白腻，脉细弱尺沉。多见于抽动病程久，病情反复，或先天禀赋不足，后天调护失养，所致肾不足、脾胃虚弱者。治宜缓肝理脾，定意摄魂。方选天麻钩藤饮加减。阴虚风动、志魂难安证，抽动时发时止，抽动和缓无力，喉中异常发声；兼证见消瘦，颧红，性急，五心烦热，盗汗，眠不安，大便干结，舌质红，苔薄少或剥脱，脉细数或弦细数。治宜滋阴潜阳、益志安魂。多见于久病不愈，病情缠绵难愈，或先天不足，肝肾亏虚者。方选大定风珠加减。

穴位推拿：治疗原则，强志定意，安魂定魄。

选穴，志室、意舍、复溜、太溪、魂门、魄户。具体操作步骤，选用指揉或掌揉志室、意舍、复溜、太溪，采取左右旋转补泻法（补志室、复溜、太溪，拇指顺时针按揉；泻意舍，拇指逆时针按揉）；推魂门、魄户，沿着膀胱经方向拇指上下平推。

心理干预：意志疏导，家长需了解抽动障碍，该病非儿童天生秉性，非儿童故意为之，不易自愈，可适当予药物等干预；对患儿需要多鼓励，少批评，多夸奖；宽松家庭环境，禁止打骂孩子；因材施教，鼓励自立；可予以沙盘训练。

饮食调护：建议患儿避免含色素、添加剂、农药残留量高的食品，如碳酸饮料、酸奶、冰激淋、奶油制品、酿酢果酱、沙拉等。

志意辨证中的情志观念

喜怒作为最常见的情绪之一，是基于人的精神志意魂魄等内在禀赋的外在情绪反映类型。中医学强调"和喜怒"，清代医学家刘默《证治百问》中提出："人之性情最喜畅快，形神最宜焕发，如此刻刻有长春之性，时时有生长之情，不唯祛病，可以永年。""抑情顺理"解脱自我，处事"任理而不任情"，"善养形神，故防疾患"。气机贵在通畅，而七情是影响气机通畅的主要因素，情志变化尤其伤及脏腑之气，成为引发疾病的根源，和喜怒，管理好情绪是对健康非常重要的。

神具有多种表现形式。神为生命的萌芽，参与新陈代谢，具有统御精神动作行为的功能。"神劳则魂魄散，志意乱"，神不足则无以控精驭气、调节心理活动。持续性心境低落，沉湎于忧郁情绪中无法自控、难以摆脱，甚则出现精力缺乏，均为神不足引起的外显症状。"随神往来者谓之魂。"魂魄辨证理论认为，魂魄具有先天性、内向性、本能性的特征，以自律性的生理功能、无意识的本能活动为主要内容，魂与怯勇、精神情绪调节有关。魂弱则精神、动作、行为，尤其思维、情感、评价与外界交流并反馈回机体的活动能力发用不力。神魂俱不足，则表现为情绪低落，感情淡漠，思想消极，思维迟缓。

"心有所忆谓之意。"意是心意、意识，既与注意记忆思维和推测等心理活动有关，又是思虑、思维的体现，如"脾藏意""脾在志为思""脾为谏议之官"。《三因极一病证方论》言："脾主意与思，意者记所往事，思者兼心之所为也。"同时，意是心与身的媒介，心理过程转化为身体活动，须以意为之传送。意郁，肝气不疏，则出现心境抑郁、情绪不畅；脾气被郁，脾失健运，则有忧愁多思、食欲异常、便秘等症状。意郁，所欲不遂，愿望难成，则精神行为指向性、选择性及注意力、记忆力、臆度推测的广度均受到抑制，典型表现为兴趣减退、思维迟缓、联想困难，认知过程改变表现为注意力难以持久和记忆困难。

相对而言，魄属阴神，属形体，"静以镇形谓之魄"。如"体魄"之说，是较低级的神经精神活动。如非条件反射动作、冷热痛痒等感知觉，魄抑，成功受到阻碍，能力难于展现，则精神、动作、行为，尤其是感觉、运动、反射等功能驭收不利，可见言语、动作减少、嗜睡、性欲减退等，甚至通过自杀意念或自伤行为，损伤形体，以解除魄抑。

病证调适示范

抑郁是一种以情绪低落为主要表现的负性情绪，对平时感到愉快的活动兴趣降低。抑郁障碍是一类具有"发作性"特点的精神疾病，包括破坏性心境失调障碍、抑郁症、持续性抑郁障碍、经前期心境不良障碍、物质或药物诱发的抑郁障碍、医学状况所致的抑郁障碍等。其中核心症状主要为心境低落、兴趣丧失及精力缺乏，在心境低落基础上常常伴有其他认知、生理及行为改变。抑郁症是抑郁障碍中主要经典亚型，特征为持续至少2周的发作，包括情绪、认知及自主神经系统显著的变化。中医学无"抑郁症"病名，按其症状及相关表现分类，多归属于情志病范畴，临床症状与"郁证""脏躁""百合病""卑惵"等病症相关。

病证认识：本病隶属精神、志意、魂魄失调。初起为精神、意志、魂魄禀赋差异的本证，渐及五志异常合证阶段，神魂不足，意郁魄抑；中后期病及形志兼证阶段，或肝郁魄抑，或心脾两虚、神意不足，或心肾阴虚、志不谐神。若调治失宜，病涉脏腑气血，则心身共病。情志失调，七情过极，刺激过于持久，超过机体的调节能力，导致情志失调，尤以悲忧恼怒最易致病。恼怒伤肝，肝失条达，气失疏泄，而致肝气郁结。气郁日久化火，则为火郁；气滞血瘀则为血郁；谋虑不遂或忧思过度，久郁伤脾，脾失健运，食滞不消而蕴湿、生痰、化热等，则又可成为食郁、湿郁、痰郁、热郁。体质因素，原本肝旺，或体质素弱，复加情志刺激，肝郁抑脾，饮食渐减，生化乏源，日久必气血不足，心脾失养；郁火暗耗营血，阴虚火旺，心病及肾，而致心肾阴虚。

抑郁症主证表现为心境低落、兴趣和愉悦感丧失、精力不济或疲劳感，辨证围绕五志偏禀相对盛衰的神魂不足、意郁魄抑本证合证为主。

心境低落，主要表现为心情、情绪抑郁，思想消极，精神衰弱，责之肝魂不足、脾意抑郁，依据魂证辨证，为思维、想象、评价、决断、情感与外界交流并反馈回机体的能力不足；心境低落呈持续性，沉湎于忧郁情绪中无法自控、难以摆脱，均为神不足，不能控精驭气继而不能正常调节心理活动所引起的外显症状。

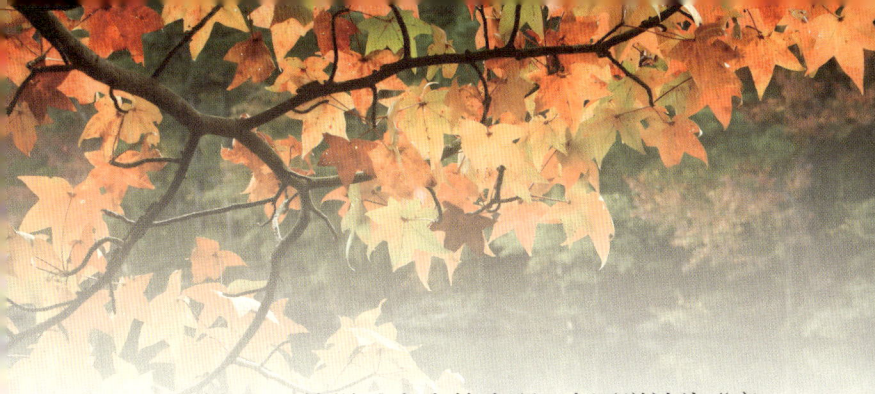

针对兴趣和愉悦感丧失的表现，中医学认为"意者，心之所发"。从志意论，志是人心之主，而意是欲有所为。意是以人的意念、欲望为基础的，如王夫之所言："己所不欲，意不自生"。抑郁症患者不仅对曾经感兴趣的事或物失去兴趣，还表现出对周遭事物普遍性兴趣减退，愉悦、欣快的情感体验减少甚至丧失，责之意欲被郁、不能发用。

精力不济或疲劳感。一方面，抑郁症患者精神不振，神疲困顿，同时精神集中力下降，注意力持久度降低，责之神气衰弱、心神不振、心脾两虚；另一方面若出现躯体乏力、常感疲劳、气短或动作迟缓，是肺魄因神不足、意郁而被抑。抑郁症患者一般无定向及记忆智能障碍，故意无损、精无亏；无病理征及其他脑损害证据，故无精形经髓损害。结合"并精而出入者谓之魄"，《医述》言"精足则生魄，魄为阴神"，可知魄抑实则为魄以精养形的功能和魄协神驭气的作用被抑制，进而出现形气渐衰的外在表现。本病性质多属形神共病，临床过程往往以五志异常为先，渐及脏腑气血津液功能及形体改变。病理阶段演变初起为魂魄、意志、精神本证、合证，病及脏腑形体出现兼证。

调适思路：本病辨证，须把握患者主证，辨别病理阶段、类属，其次结合患者兼证、发病经过，审证求因。明辨志意魂魄精神何者失常，分清虚实，位在何脏，辨析气、血、阴、阳虚之所在；实证以气郁居多，可夹痰、化火。治疗大法则以论裁志意、补虚泻实、减轻抑郁发作为主。

用药示例：初期五志异常本证合证阶段。神魂不足、意郁魄抑，心境低落，情绪抑郁，思想消极，悲伤沮丧，持续且反复发作，伴有兴趣或愉悦感减退，甚则有自伤或自杀倾向。精力不济，神疲乏力，可兼见食欲异常，睡眠障碍，舌淡白形常偏小，苔白根略厚，脉左寸、关脉弱，右关脉拘束，右寸脉小而不及。治宜强神魂、舒意郁、解魄抑，方选自拟强魂舒意散加减。

中后期病及形志兼证阶段。肝脾气滞、意郁魂弱，以"疏""行"为主，兼以调魂养魂。选择肝经气分药，切忌过燥生火。若抑郁，情绪低落，善怒易哭，郁郁寡欢，喜叹息者，治宜疏肝气，安肝魂、舒脾意；心脾两虚，神意不足，以"补""养"为先，兼以舒意养神，选择甘温之品；若抑郁反复发作，心悸怔忡，善悲欲哭，面色苍白无华，少动懒言，神思恍惚，疲倦乏力，不思饮食，便溏者，治宜补益心脾，养神安神；肾阴虚弱，志不谐神，以"滋""潜"为要，兼以养精调神，选择滋肾潜收之剂；若抑郁日久，精神不振，善恐易惊，惊悸不安，腰膝酸软，头晕耳鸣，失眠健忘者，治宜滋养肾阴养神；痰火内郁，神虚魂怯，则"养""化"结合，虚则补之，实则清化，兼以安养神魂；若抑郁善悲，心意烦乱，坐卧不安，梦中惊悸，自汗盗汗者，治宜益气养心，化痰安神魂；脾肾阳虚，志消意郁，治疗重在"温""补"，兼以增志调意，用柔剂阳药，热而不燥；若抑郁持续，意志消沉，思虑多疑，嗜卧肢凉、乏力，纳差腹胀，溏泄，腰膝酸软，动则头晕头痛者，治宜温补脾肾，增志调意。

点穴按摩：参考穴位，神门、魂门、意舍、魄户。从病机考虑，治以补神门、魂门，分推意舍，推揉魄户。具体操作步骤，选用指揉法或掌揉法合左右旋转补泻法。补神门、魂门，拇指顺时针按揉；分推意舍，用两手拇指桡侧或指腹，自意舍穴向两旁做分向推动；揉魄户，沿着膀胱经方向拇指上下平推。每次15~20分钟。本法可强神魂、舒意郁、解魄抑。

针推调适：针对虚实不同的证候可以选用电针、针灸、走罐等不同的疗法进行治疗，可选足三里、中脘、内关、三阴交、大椎、太冲、灵道、肝俞、脾俞、丰隆等为主穴。肝气郁结者，加阳陵泉、太冲；心脾两虚者，加心俞、脾俞，可采用虚补实泻的手法。耳针治疗可取神门、皮质下、心、肾、内分泌、交感等。

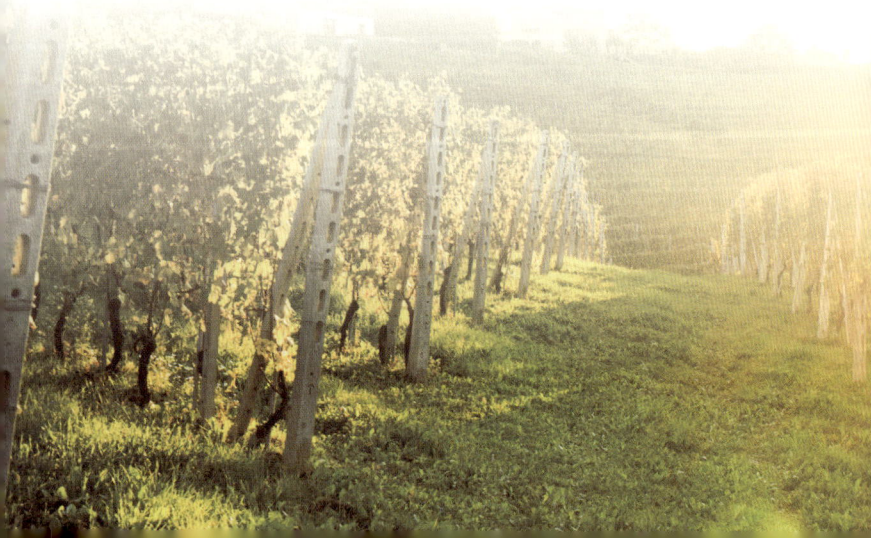

耳穴压豆：心、交感、皮质下、神门、肝、脾、肾、快活穴。

中药泡足：可根据证型将上述中药浸水加热至40℃左右，每晚睡前泡足，并按摩涌泉穴约30分钟。

坚志意之法

志意御精神，收魂魄，适寒温，和喜怒。人的意志活动，是凌驾于意识、感知、情感、适应性之上的调节。从中医学意向、志行、意营观讲，志不足则动作行为的目的意图不明、指向性不准，志少落实到行动上，意不足表现为注意力难以集中，无意注意占据优势而有意注意劣势，指向性不准则注

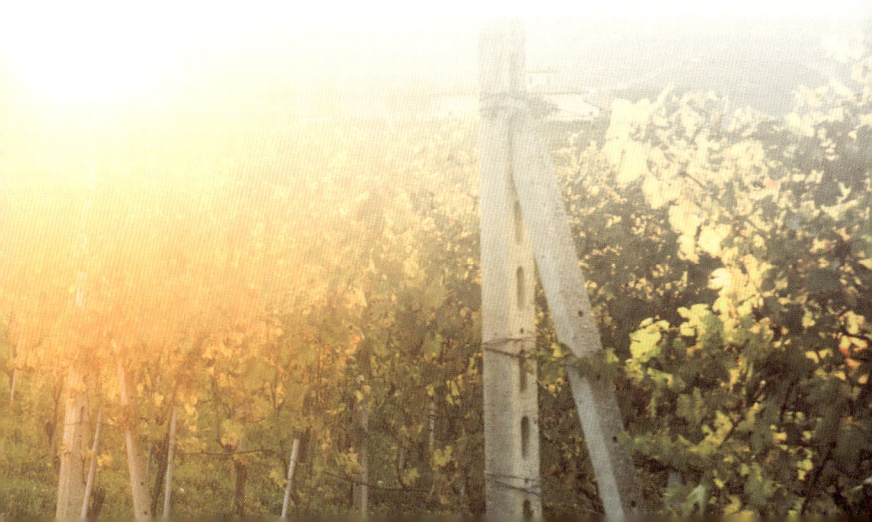

意易被分散，选择性、稳定性差；从志气讲，志气不足则动作行为、注意力、情志的控制力弱，志不胜气，志少于气，表现为注意力控制力不足，注意力不集中、易被其他事物分散；情志控制力弱，通过奖赏及惩罚机制不能有效的控制情绪，出现不自控的冲动任性，恣意妄为，耍小脾气，不受常规约束，情绪波动剧烈。

中医学意向理论认为，意任则心理及行为定向性、抉择性难以明确、不能持之以恒，表现为注意缺乏，并且依赖性较强，需家长管束，注意力难以集中。就"意"的持久性，即"意恒"讲，意任则意难持衡，精神及所行所为、注意和记忆猜度的广度及强度的维系、分派、转移不稳定、不恒久，表现为注意力分配上比较困难，且难以稳定，注意力集中某焦点的时间短暂，且集中点易转移，并不能持之以恒。就"意"对于欲望的掌控讲，意不胜欲，表现为情绪失控，不稳定，波动性较大。

志意坚定，则魂魄感知御收发用和谐。魄属阴神，抑制、被动；魂属阳神，兴奋、主动。对魂魄而讲，魄弱魂越，则精神心理活动方面及行为上所为所做，尤其是在主观的自我感觉和行为表现等本能功能活动上驾驭、收敛失其适宜；在思维模式、事物联想、外物评价、遇事决断、情感表达与外界互通并反馈机体的活动能力上发用过当，表现为脾气急躁，不分场合和平素多动，小动作繁多的喧哗之魂亢证。

立足生命体用功能，秉性、情感、意欲、动作、行为的一动一静一止一用，维系平衡的中节尺度、和谐适当路径，把相火与君火关系比较，相衰君火相对旺盛的症状表现为情绪冲动、任性、小动作过度多等。治疗主要通过药物和非药物方法，以益、增、强等方法补志之不足，以小、清、开等方法抑志亢，以安志、定志等方法纠志摇，从而使动作行为的目的性、指向性强，志行相谐；能力强，志功相谐；勇敢顽强，志敢相谐；控制力强，志气相谐；自觉能动性强，志觉相谐，而达志坚。治法以升、强等方法补意不足，以小、安等方法抑意亢，以强志、定意等方法纠意任，从而使精神行为的指向性、选择性适度，注意、记忆、臆度推测广度、强度的维持、分配、转移适度，意行相谐；隐蔽适度，意欲相谐，而达意平。避免志不御意、志弱意亢、意不谐志、意弱志亢、志意分离、志弱意衰之害,使志坚意平,志意和谐。

病证调适示范

病证认识:注意力缺陷多动症,是指与同一年龄段孩童相比较,具有明显并持续的注意涣散,活动过分多,情绪上冲动、任性、耍脾气,或伴有一定学习方面障碍、品行问题为主要临床特征的一组临床综合征。在中医文献中,并无"注意力缺陷多动症"的记载,现多将该病归属于情志病范畴,据其外现症状,可参考"脏躁""躁动""健忘""失聪"等。

初起先天禀赋不足,致使胎儿本身志、意、魂、魄、神的不足,随着生长发育,五志失和,成为该病发生的基础;后天因产伤、外伤,患儿气血阻滞、经脉不通,又或调护不当,以及情绪意志失其调合,致使五志异常;《素问·宣明五气》言:"精气并于心则喜……并于肾则恐",继之五脏与五志失调,遂致志不足不御意魄,相衰意任魂越。五志异常,逐渐损及脏腑、形体,出现肾志不足,脾脏虚弱,肝火旺盛，肝阴亏损，心神不宁，痰火内扰，终致痰、火、魂越交织，发为本病。初起为魂、魄、意、志、神禀赋不足的本证，渐及志不足不御意魄，相衰意任魂越的合证，进一步发展渐及脏腑气血津液功能及形体的改变。

注意障碍，可见注意力聚焦、持续、分配异常，责之脾意不充，肾志薄弱，所思所为定向性、选择性差强人意；注意力集中维系短暂，易被无意注意所分散，以致主题跑偏，责之脾意薄弱、肾志衰微，注意、想象、记忆、臆度揣测等精神活动的宽度、强度动荡不定、不够恒久，难以稳定，无法完成预期目标。

过度活动，可见不分场合、时间、对象小动作不断，责之肾志不充，不能胜制脾意；多语、喧哗、聒噪，责之脾意难以驾驭肝魂；难以遵守课堂纪律，扰乱他人学习，责之肾志衰弱，难以驾驭肺魄；行为冒失无理、动作危险，具有人身攻击性和公共破坏性，责之肾志肝魂游弋难以守其位。

情绪冲动，可见情绪冲动、波动性大，肆意任性妄为，一旦激惹难以控制，责之脾意扶摇肾志衰弱，意不胜欲，志不胜气；自我制约能力差、易冲动、兴奋、任性，责之肾志衰、脾意弱不能收摄肺魄；脾气急躁，不分场合喧哗、哭闹，劝阻无效，责之肾志衰弱、肝魂浮越亢燥。

学习困难，可见对学习缺乏热情，对自我失去信心，于学习不能坚持，责之脾意、肾志不足。

调适思路：病理阶段演变初起仅涉及魂魄、志意、神的病变，选用志意辨证；至后期病及脏腑形体兼证，则脏腑气血津液辨证和志意辨证结合。辨证治疗，首先需辨识其病理阶段，理清其初起、中后期的表现差异；同时，从其病机、主证把握此病。初期，五志不足本证渐兼合证阶段，主证志弱意衰，魄懦魂越、相衰，治宜强志定意、扶相、御魂魄。中后期，病及意志合并脏腑、气血兼证阶段，调和志意，各有侧重的整治脏腑及气血，其中肝肾阴虚，志不御魂者，治宜滋肾养肝，益志调魂；心脾俱虚，意摆神迟，治宜益心宁神，健脾定意；痰火内燔，心神亢奋，治宜泻火安心，豁痰息神；脾虚肝旺，魂不摄意，治宜健脾平肝，充意养魂。

用药示例：初期五志异常本证合证阶段。志弱意衰、魄懦魂越、相火衰则注意力难以聚焦，不能留心细节、易粗心犯错，很难维系注意的重点及时间，回避需要保持注意的事物，容易分神，健忘；情绪冲动、任性肆意，波动较大，很难遵守课堂纪律，经常抢答，打断其他孩子；小动作颇多，坐立难安，活动不定，喋喋不休；兼证或见学习障碍、缺乏热情，或神经发育障碍、延迟症状。舌质淡红形常偏小，苔白根略厚，右寸脉弱、关脉小滑散数，左关脉浮滑来盛、尺脉紧硬有力。治宜强志定意、扶相、御魂魄，方选强志定意扶相散。

中后期病及形志兼证阶段。肝肾阴虚，志不御魂则注意力难以聚焦，手足动作多，且粗鲁笨拙，性格暴躁易怒，冲动任性，肆意妄为，难于自控，神思涣散、跳跃，缺乏学习热情，成绩差等；兼证见五心烦热，颧部潮红，自汗，口渴多饮，遗尿，小便频数，大便干硬，舌质偏红，苔薄少津，脉象细弦。治宜滋肾养肝，益志调魂。方选杞菊地黄丸合定魂益志汤加减。心脾俱虚，意摆神迟则神思涣散、跳跃，注意力难聚集，神疲乏力，多动而不暴躁，言语冒失、前后矛盾；兼证见记忆力欠佳，夜寐不宁，面色少华，食少、偏食、嗜食，自汗，舌质淡红，苔薄白，脉虚弱。治宜益心宁神，健脾定意。方选用归脾汤、甘麦大枣汤合安神强志汤、强志定意扶相散加减。

痰火内燔，心神亢奋则注意力难聚焦，话痨且动作不歇，烦躁不宁，冲动任性，难于管约，神思涣散、跳跃；兼证见胸中烦闷，懊恼难寐，少眠，纳少，口苦、口涩，便秘尿赤，舌质红，舌黄厚腻，脉滑数。治宜泻火安心，豁痰息神。方选用黄连温胆汤合安神通神强魄散加减。

脾虚肝旺，魂不摄意则注意力涣散、善变，兴趣变化多样，多动，多语，坐立不安，言语唐突、冒失；兼证见记忆力差，躁烦不宁，急躁易怒，面色无华，胸闷纳呆，便稀溏，眠欠安，舌质淡红，苔薄白，脉弦细。其中偏肝旺证以多动多话，兴趣善变不恒，急躁易怒，脉弦为主；偏脾虚证以注意力涣散，记性差，进食不佳，便溏，舌质淡为主。治宜健脾平肝，充意养魂。常用逍遥散合强志定意摄魂汤加减。

点穴推拿：选取志室、意舍、魂门、魄户四穴。从该病机考虑，治以补志室，泻意舍，平推魂门、魄户。具体操作步骤，选用指揉法或掌揉法合左右旋转补泻法。补志室，拇指顺时针按揉；泻意舍，拇指逆时针按揉；推魂门，自下而上拇指平推；推魄户：自上而下拇指平推。每次15~20分钟。

志室益肾增志，意舍健脾安意，魂门平肝养魂，魄户益肺摄魄，共奏补肾益精、填髓强志、安神壮意、收摄魂魄之义，正合本病的根本机制，可辅助治疗。其肝肾阴虚，志不御魂者，加太溪、三阴交、涌泉等；心脾俱虚，意摆神迟者，加心俞、脾俞、足三里、神门、内关等穴；痰火内燔，心神亢奋者，辅以丰隆、内关、合谷、阴陵泉等；脾虚肝旺，魂不摄意者，辅用足三里、阴陵泉、太冲等。

心理疏导：使家长了解注意力缺陷多动障碍，学习相关知识。该病非儿童天生秉性，而是一种心理上障碍；非儿童故意为之，而是一种不能自控的病态表现；不容易自愈，而是一种可用药物、综合疗法治愈的疾病。对患儿需要多鼓励，避免直接批评，找出孩子的优点、优势，表扬夸奖，建立自信心。给予患儿宽松的家庭环境，允许患儿进行对自己无伤害的活动及行为，禁止打骂孩子。对患儿要因材施教，鼓励自立，增强学习自信心；加强注意力的培养，根据小儿爱好和特长，因势利导，循循善诱，发挥其正常才能。心理干预疗法与药物疗法相结合，其疗效较单纯药物治疗具有明显优势。

饮食调护：有研究表明，注意力缺陷多动障碍的发生可能与食物添加剂、水杨酸盐有关。因此，建议患儿避免食用含色素、添加剂的食品，如饮料、冰激淋等。

03

术遵内外兼施

通过心安不惧、志闲少欲以御神,法阴阳、和术数而全形,建立完整的理论体系;通过方药调剂、意疗疏导、穴位按摩、针刺灸疗、推拿指压、情志相胜、音乐治疗、功法锻炼等诊疗调护手段,术遵内外兼施,形成相宜的诊断预判和治疗调适方法路径技术,并落实到情志病证诊疗和生活实践中,从而实现全周期全链条身心健康维护。

治神之法

精神内守合一。中医学的病证观认为，生命的和谐状态被打破就产生疾病，导致这种失和状态的关键症结，就是中医要辨的"证"。其是对病理条件下机体反应性等一系列规律和特征的综合概括。

疾病类属主要有三大类，一是包括了人生命体自身失和状态的内伤病，耗精、伤阳、滞阴，重在耗伤；二是人生命体与自然界失和状态的外感病，六淫、瘟疫、侵袭损伤，重在感应；三是人生命体与社会失和状态的精神动作行为异常的情志病，重在志意失谐、七情不畅。

《素问·上古天真论》篇首，从"精神内守"与"全形"两方面，论述了动作行为与"形与神俱"的关系，提出保持动作不衰的条件，是持满、御神、养心收心、顺生乐、起居有常。通过"心安不惧""御神""闲志""少欲""从欲""顺意""得愿""气顺"等因素，以"精神内守"。通过"法阴阳""和术数""节饮食""常起居""不妄作劳"等措施，以使"形全"。

因于四气，生长收藏，调神治神，养生保健，延命长寿，是中医学形神共养观的方法技术体现。人内在身心整体统一，与外界形神息息相通，形与神俱，心身健康。调身先调心，护形先护神。人的精神和形体是一个整体，养生要协调好形神关系。

神在生命活动中具有主导地位，所以养神在养形之上，以清静、节欲、怡情、适时、动形之则，达养神、守神、畅神、调神、怡神之道，与形合一，精神内守。

精神保持平和，情志淡泊宁静，达到《道德经》中"致虚极，守静笃。万物并作，吾以观其复。夫物芸芸，各复归其根。归根曰静，静曰复命"状态。《老老恒言》谓"养静为摄生首务"。

节名利物欲，涵养正气，使之中正，不致心身欲念过度。《黄帝内经》言"精者身之本也"，人的生长健康，都离不开先天肾藏精气滋养。明代著名医学家张景岳基于此提出："善养生者，必保其精，精盈则气盛，气盛则神全，神全则身健，身健则病少，神气坚强，老而益壮皆本乎精也。"

《素问·上古天真论》告诫人们："以酒为浆，以妄为常，醉以入房，以欲竭其精，以耗散其真，不知持满，不时御神，务快其心，逆于生乐，起居无节，故半百而衰。"葛洪《抱朴子·内篇》倡导："人欲不可都绝，阴阳不交，则坐致壅遏之病，故幽亲怨旷，多病而不寿也。任情肆意，又损年命。唯有得其节宣之和，可以不损。"《红炉点雪·忌忧郁》提出了要节制"酒、色、财、气"的实践路径，从而达到《太上老君养生诀》所倡导的"薄名利、禁声色、廉货财、损滋味、除佞妄、去妒忌"境界。

自我悦纳，乐观豁达。怡情畅神，贵在调和。可根据自身所处具体情况，选择旅游、听琴、赏画、舞蹈、棋弈等适宜的文体活动，愉悦情志，内守精神，流畅气血，活泼生机。《证治百问》言："人之性情最善畅快，形神最宜焕发，如此刻刻有长春之性，时时有长生之情，不唯却病，可以永年。"

顺从四气，适时调神。"天地合气"思想认为人能顺应四时生长收藏的规律，则天地为之父母，生育滋养，无怨无悔。人与自然、社会和谐共振、同频率，才能祛病延年，保健康。《素问·四气调神大论》言："阴阳四时者，万物之终始也，死生之本也；逆之则灾害生，从之则苛疾不起。"人的健康需遵循天地春生夏长秋收冬藏的规律，四气调神。

具体方法技术

● 顺应四气，适时调神法

春三月：气象特征，发陈，推陈出新、万物复苏；物候特征，天地俱生，万物以荣（生），生机勃发，欣欣向荣；起居调摄，夜卧早起，广步于庭院、田野之间，被发缓形。衣着宜宽松，舒缓形体，放宽步履，调养生发之气，促使神志随春阳升发的节律而舒畅。精神调摄，恬愉和平，以使志生，生而勿杀，予而勿夺，赏而勿罚。顺应春气，养春生，奉夏长，立足当下，未病先防，为下一道工序做好准备。还可以做一些有助于阳气生发的功法，如"嘘"字诀。

夏三月：气象特征，蕃秀，万物繁茂秀美，阳气旺盛；物候特征，天地气交，万物华实（长）；起居调摄，夜卧晚睡早起，无厌于日，心气清明。精神调摄，宁静愉快，使志无怒，使华英成秀，使气得泄，若所爱在外。忌露宿当风。可调息静心，或以"呵"字诀，驱散心火。

秋三月：气象特征，容平；物候特征，天气以急，地气以明（收）；起居调摄，早卧早起，与鸡俱兴。精神调摄，避免消极情绪，减少应酬，使志安宁，以缓秋刑，收敛神气，使秋气平，无外其志，使肺气清。可以吐纳法，使肺气清肃康宁。

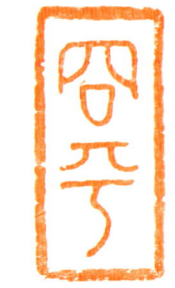

冬三月：气象特征，闭藏；物候特征，水冰地坼（藏）；起居调摄，早卧晚起，必待日光，去寒就温，无泄皮肤。精神调摄，不宜过于操持烦劳，使志若伏若匿，若有私意，若已有得。可以吐纳法养肾水、涵阳气。

● 中医音乐疗法

中医音乐疗法是在中医理论基础上，根据宫、商、角、徵、羽五音表现为基础，以五音调式来分类，力求准确地符合五脏的生理节律和特性，结合五行对人体体质人格的分类分别施乐，从而调节情绪、认知和意志，导引精神，促进人体脏腑功能和气血运行的正常协调。音乐可以感染、调理情绪，进而影响身体。在聆听中让曲调与情志、脏腑之气产生共鸣，达到鼓动血脉、通畅精神和心脉的作用。

早在两千多年前的中国医学巨著《黄帝内经》中就记载："肝属木，在音为角，在志为怒；心属火，在音为徵，在志为喜；脾属土，在音为宫，在志为思；肺属金，在音为商，在志为忧；肾属水，在音为羽，在志为恐。"音乐与人的心理、生理有着密切的联系，音乐治疗这一自我调适方法可有效缓解焦虑、恐惧、低沉等多种情绪问题。一曲终了，病退人安。

木乐，角调：代表作品《平沙落雁》《梅花三弄》《步步高》《草木青青》《绿叶迎风》。角调为春音，属木，主生发，具有悠扬舒畅、生气蓬勃的特点。正角调式能促进气机上升、宣发和展放，强化肝脏功能，疏肝理气，调畅解郁。适宜于肝不足者，春季宜多听，可防治肝气郁结、肋胀胸闷、食欲不振、易怒、乳房胀痛、口苦、眼部干涩、胆小、易受惊吓等。有焦虑、紧张不安、情绪低落或烦躁等症状者，推荐葫芦丝曲《茗香》。乐曲以流水声为前奏，勾勒出一幅绿叶春风、万物葱茏的景象，音律温柔而不失欢快，典雅而不失韵味。最佳欣赏时间为 19:00—23:00。这是一天中木气最重的时间，可以克制旺盛的肝气，以免过多的肝气演变成火。另外，还可以利用这个时间旺盛的阴气来滋养肝，使之平衡、正常。

土乐，宫调：代表作品《鸟投林》《闹居吟》《月儿高》《马兰开花》《山鬼》《大鱼》《秋湖月夜》。土音宫调类曲目具有悠扬沉静、敦厚庄重、典雅和谐等特点，具有健运脾胃的作用，适于埙、笙、竽等乐器演奏。古埙低沉浑厚，给人如"土"般宽厚结实的感觉，根据五音通五脏的理论，宫音入脾，可增强气血生成和运化功能，补益后天之本。最佳欣赏时间在进餐时及餐后一小时内欣赏效果比较好。

水乐，羽调：代表作品《寒江残雪》《潇湘水云》《胡笳十八拍》《渔樵晚唱》《任逍遥》《昭君怨》《塞上曲》。此类曲目清悠柔和、哀婉流畅，适合应对恐惧怯弱、睡眠不佳等情况，推荐古琴曲《任逍遥》。该曲为古琴与洞箫搭配，古琴沉吟，洞箫悠远，二者搭配舒缓镇静，缓解恐惧、焦虑、失眠。

金乐，商调：代表作品《阳春白雪》。商调式乐曲风格高亢悲壮，铿锵雄伟，具有"金"之特性，可入肺，对中医肺功能系统的作用比较明显。肺气需要滋润，《阳春白雪》曲调高昂，包括属于土的宫音和属于火的徵音，一个助长肺气，一个平衡肺气，再加上属于肺的商音，可以通过音乐把你的肺从里到外彻底梳理一遍。最佳欣赏时间为15:00—19:00。太阳在这个时间段里开始西下，归于西方金气最重的地方，体内的肺气在这个时段是比较旺盛的，随着曲子的旋律，一呼一吸之间，里应外合，事半功倍。

火乐，徵调：热烈欢快，活泼轻松，构成层次分明性情欢畅的气氛，具有"火"之特性，可入心。对中医心功能系统的作用比较明显。代表作品《紫竹调》。该曲运用属于火的徵音和属于水的羽音配合很独特，补水可以使心火不至于过旺，补火又可使水气不至于过凉，利于心脏的功能运转。最佳欣赏时间为 21:00—23:00。中医最讲究睡子午觉，所以一定要在子时之前就要让心气平和下来，过早过晚听都不太合适。

- 情志相胜法

对于情志过激所导致的心身问题，医生有意识地使用某种方法诱导出另一种情志，用以抑制、调节致病情志，由此达到治病目的，称为"情志相胜法"或"以情胜情法"。

操作方法：忿怒疗法，设法使患者忿怒；喜乐疗法，设法使患者精神喜悦；思志疗法，设法使患者正向思虑，志意坚定；悲哀疗法，设法使患者悲恸万分。

适应病症：①思虑伤脾而怒可胜之，故用忿怒之法可治疗因思虑过度损伤脾土的不能食、不寐、郁证等疾患。②悲伤心，喜胜悲。故对于因为过度悲伤所致的心痛、心下痞结、胸膈不舒诸症，皆可以喜乐疗法治之。又思虑过度以至昏睡不语者，亦可用喜乐胜之。此外，对于某些因悲恸、思虑所致的脏躁、呕血、咳唾血等病症亦可使用此法。③恐伤肾，思胜恐。正向思虑，坚定志意，设置远大目标，知行合一，勇于担当，可用于焦虑恐惧的调适。④对于笑不休、痫证、呃逆等病而因情志致病者，可以使用悲哀疗法。

注意事项：①使用本法，要注意控制刺激强度，用作治疗的情志刺激，必须超过、压倒致病的情志因素，而又中病即止。②根据病因，选用有针对性的情志刺激。明朝医家张景岳在其著作《类经》中说道："悲忧为肺金之志，故胜肝木之怒""恐为肾水之志，故胜心火之喜""怒为肝木之志，故胜脾土之思""喜为心火之志，故胜肺金之忧""思为脾土之志，故胜肾水之恐"。这些情志相胜关系，医者当记在心。

- 语言疏导法

运用语言，对患者进行劝说疏导，以治疗抑郁等病症。通过启发诱导患者，解除其思想顾虑，鼓舞其战胜疾病的信心，使之主动配合治疗，以利康复。这种疗法常用于多种情志病和某些躯体疾病。

操作方法：首先，耐心倾听患者诉说，诱导患者把心灵深处的郁积倾吐出来。然后，分析病史材料，找出发病原因和机制，指出疾病的危害性和康复的可能性，提高患者对疾病的认识，解除其消极心理状态，消除其内心的苦闷、焦虑和紧张。《灵枢·师传》所谓"告之以其败，语之以其善，导之以其所便，开之以其所苦"，通过劝说开导式心理治疗，如说服、解释、鼓励、安慰、保证等法，以改善患者精神及躯体状况。

适应病症：由于精神因素所致的抑郁、惊悸、不寐、狂病、消渴等病症。

注意事项：①在进行劝说开导时，医生必须获取患者的信任，态度要严肃、诚恳、热情，对患者富有同情心；语言宜慎重，要注意替患者保守秘密。②运用本法，须针对患者不同的思想实际和个性特征，做到有的放矢，生动活泼，耐心细致。

- 移精变气法

移精变气法是通过语言、行为等，转移患者对病痛的注意力，借以调整其逆乱气机，使精神内守，使疾病痊愈。人于病中，常虑其病，因而情绪低落，心理负担沉重，紧张、恐惧、焦虑，这些心态极不利于疾病的好转。若通过适当的方法纠正消极情绪，将其注意力转移于别处，创造坦然开朗之心境，其病便易痊愈。

操作方法：转移患者的注意力，其方法甚多，要因人制宜地选择和制定。例如了解患者所极感兴趣的事物，然后与之就此交谈、游戏，或嘱患者尽情于所好之事，以至于忘怀，由此使其注意力转移开去。在转移患者的注意力的时候，须持之以恒，以防止病症出现反复。

移精变气，还可通过强制剥夺患者的基本生活条件，使其注意力转移到生活本能的需要上去。

移精变气的具体方法还有琴棋书画，观光图像、声响，改变环境等操作方法，可据不同情况，灵活选用。移精变气也可使用症状转移和症状替换的方法。

总之，在为了转移患者之注意力的目的下，医者应精心谋划，选择、制定、实施适宜的方法。

适应病症：应激危机下的情绪低落，心理负担沉重，紧张、恐惧、焦虑，诸如洞泄、健忘、呕吐、胸痛、消渴、心痛等疾患，皆可选而用之。

注意事项：医生要自信，取得患者的信任，使之深信勿疑；要因人施术；在做症状转移或症状转换时，要注意转内病为外病，转重症为轻症，转要害部位之症状至非要害部位。

- 暗示法

暗示法是通过某种措施，诱导患者在不知不觉中接受医生的意思为自己的意思，自然地按照医生的要求出现心身反应，从而治疗疾病的方法。

操作方法：如何对患者进行暗示，要求医生针对具体病情，充分谋划，拟定相应的策略，巧妙地把某种暗示"掺合"进患者的意识中去，使之在患者的意识和下意识中发挥作用。临床多采用语言暗示。一般而言，人有求生本能，在暗示的作用下，患者有可能"自发地"出现医生所谕的反应；在这种反应出现之后，患者进而更加坚信病将痊愈，故疾病也就向着好的方面发展。在使用语言暗示之时，若假借针药之助，其效更佳。

适应病症：诈病、脏躁、不寐、痛症、气厥、

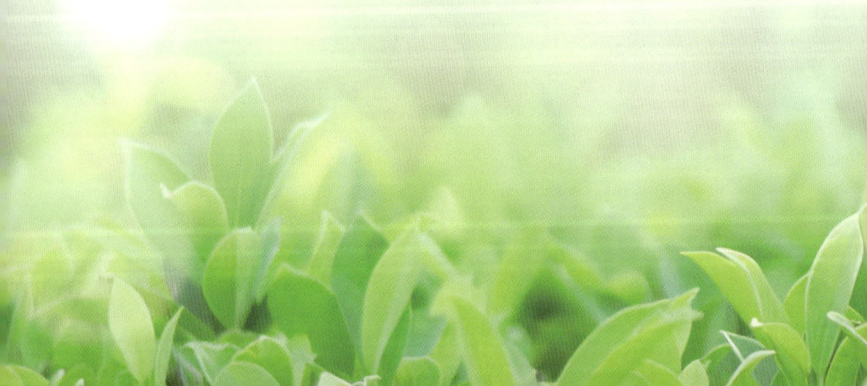

不能食、四肢僵住症、应声、内障等因精神因素所致或与精神因素相关者，皆可适时使用暗示法协助治疗。

注意事项：①使用语言暗示时，医生应以简单有力、充满信心的语言对患者进行鼓励和保证。②运用本法时，要注意患者的情感，假如患者对某医生比较信任，感情良好，就容易接受暗示，反之则会拒绝暗示。

- 释疑解惑法

循因释疑，据理解惑，阐明真情，剖析本质，以解除患者疑虑、疑惑，是为释疑解惑法。此法常用于治疗由疑心、误解、猜测所致病症。

操作方法：先问明起病原因，然后运用语言，破疑释惑，阐明真情。患者疑之既深，不轻信解释，故医者要假物相欺，以谎释疑，诡诈谲怪，取信于人，而获预期疗效。

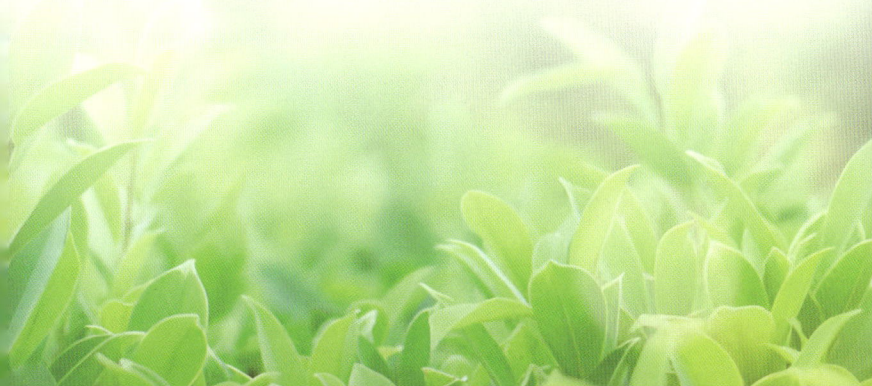

适应病症：癫狂、由疑虑所致的胃脘闷胀、噎膈、心痛等疾患。

注意事项：严肃认真，耐心细致，取信于患者，尤其要注意以事实为依据，有说服力。在采用假物相欺、以谎释疑、以骗局解惑时，要假戏真演，不可敷衍草率，否则若被患者识破，病更难愈。

● 顺情从欲法

顺从患者的意志，满足其心身需要，用以治疗情欲不遂所致病症。

操作方法：首先要仔细询问患者或者询问其亲朋，了解患者的嗜欲、情趣、爱好；了解发病经过，并对这些情况作细致分析。在合适的情况下，尽力满足患者需求，远其所恶。顺情从欲，使患者怡然喜悦，心情舒畅，这对于疾病的痊愈有积极作用。有时即使很严重的疾病，倘能让患者情思如意，再加上适当的药物治疗，也能取得较好的效果。

适应病症：因情思不遂所致的郁症、相思病、饥哭、拗哭、乳岩，以及其他多种疾病的辅助心理治疗。

注意事项：①对于胡思乱想、淫欲邪念等错误的不切实际的欲望,不能纵容迁就,应善意而诚恳地予以说服教育。②有些疾病当有忌口,不能顺从其欲,如水肿酸胀者忌盐,即使患者思盐极甚,一般亦不可迁就。

- 澄心静默法

澄心静默法是通过静坐或静卧,以内忘虑,外息境缘,不为病痛所扰,使精神清宁、病气衰去的方法,适用于治疗思虑心过度所致病变及某些慢性疾病。

操作方法:常采用独室静坐、静卧和参禅之法。令患者独处一室,扫空万缘,平心静坐。要求精神内守,恬憺虚无,御神持满。闭目跌足,默坐澄心,常达昼夜,不就席。

适应病症:心疾、畏死、不寐、不能食、心火郁积、唾血等病症。

- 辅助功法

▷ 目功

动作要领:

松眼:闭目,先将两手搓热,轻敷于两目之上。深呼气三口,吐出浊气。吸气时心中默念"静"字,呼气时心中默念"松"字,同时意念想象眼部肌肉逐渐放松。5分钟后,两手自然下垂于身两侧,睁开双眼。经过一段时间练习,眼睛可有胀、热感,是肌肉松弛和气血充盈的表现。

调睛:吸气时,眼睛由观近物逐渐过渡到观最远的物体。呼气时,眼睛由观最远物逐渐地过渡到观近物。最远和最近物体的选择,可因所处环境地点的不同而异。

摩眼:两目轻轻闭上,用两拇指轻柔地按摩攒竹、睛明、太阳、四白、风池等穴位,次序不限,每个穴位正反各8次,共16次。按时吸气,停时呼气,一按一停反复进行。

养目:闭目静养5分钟后收功。

时间与疗程:每天早、中、晚各锻炼1次,每次15~20分钟,10天为1个疗程。

▷ 擦面

摩擦双手掌至热,闭上眼睛,双手自下而上、轻轻反复揉搓,感觉面部发热即可。

▷ 耳功

动作要领:

提耳：每天早晨起床后，右手从头上引左耳14下（即用右手绕过头顶，向上拉左耳），再左手从头上引右耳14下（即以左手绕过头顶，向上拉右耳），晚上睡前再做1次。

鸣天鼓：用两掌心紧贴两耳，十指按抱后脑，将食指贴在中指上，然后有节奏地弹向枕骨凹陷处（风池穴）。每次左右手各弹50下，早晚各1次。

搓耳：用食指和中指夹着耳朵，上下搓动耳郭，至微热。

时间与疗程：每天早、中、晚各锻炼1次，每次15~20分钟，10天为1个疗程。

此外，还可练习六字诀、八段锦等传统功法。

脏腑血气之诊

心主血脉，主神志；肝主疏泄，藏血舍魂；脾主运化，为后天之本；肺主气，司呼吸；肾主藏精，生髓。脏腑之诊，即观察脏腑功能盛衰，探究脏腑虚实寒热。气血乃人体之根本，血充则面色红润，气足则精神饱满。血气之诊，重在观察气血之充盈与运行。脏腑血气之诊，通过综合运用望闻问切四诊观察面色、唇色、舌象，听呼吸、语声，问病史、症状，脉诊、触诊，探究脏腑血气之虚实，从而制定出相应的治疗方案。

中医学认为，神是心身活动的外在表现。《黄帝内经》提出了"得神者昌，失神者亡"的论断，以"得神"与"失神"作为衡量正常与异常心理现象的标准，同时也作为预测疾病的依据。情志异常可导致脏腑功能损伤，肝志怒，暴怒伤肝，肝气疏泄太过，则上逆为患，轻者呕血、吐血、胁痛、脘痛、飧泄等，重则气血上逆，清窍蒙蔽昏厥。心志喜，过喜则心气涣散，心神不收，心悸、失神，甚至狂乱。肺志悲，过则肺伤，诸气贲郁，痞塞憋闷、太息，郁久化火，火烁精气，气乏形瘁。脾志思，思虑过度，脾气郁结，中焦气滞，食少、脘痞、腹胀、腹泻。肾志恐，过于恐惧则肾伤，肾气不固，精气下泄，滑精早泄、二便失禁，甚则出现痿症。

七情过激可损及一脏，也可累伤多脏。"惊能动心，而尤能伤及肝胆。"同时，脏腑功能损伤亦可致情志异常。张景岳言："心气虚则神有不明，肺气虚则治节有不行，脾气虚则食饮不能健，肝气虚则魂怯而不平，肾气虚则阳道衰而精少志屈。"

观察患者情志变化，能够测知患者脏腑气血的盛衰。"心气虚则悲，实则笑不休""暴怒伤阴，暴喜伤阳"。精神互用，精盈则神明，精亏则神疲。

《黄帝内经》倡导"积精全神"以养生。形是神之宅，神乃形之主，神安则精固气畅，神荡则精失气衰。得神是指眼神精彩内含，炯炯有神、目光明亮，反应灵敏，神志清楚，语言清晰，体态自如，动作灵活，表情丰富自然，呼吸调匀而色明润等，属于精气充足的表现，虽病而正气未伤，病轻而预后良好。

失神，其表现为目暗睛迷，目光呆滞，反应迟钝；或神志昏迷，语无伦次，语言不清，表情呆板，精神萎靡，呼吸急促或微弱而喘，形羸色败，血色晦暗等属精气亏损的表现，病至此已属重笃，预后不良。

望神、望色、望形态；鼻识、耳识闻情志；问形志苦乐，验情志劳逸；切脉势来去出入，见勇怯急缓。司外揣内，见微知著，以常达变，重在辨心，四诊合参,以求其本。

情志病的脉诊历史悠久。有形证明,无形意会。提升辨病辨证能力,是实现中医高水平疗效的可行路径。切脉是医生利用手指皮肤触觉对患者腕部脉搏进行触、摸、按压的一种诊察疾病的方法。情志病的脉诊方法,奠基于《黄帝内经》,在隋、唐、宋理论得到发展并致于实用,至明清时期得以传承丰富。

《黄帝内经》在天地合气思维指导下,形成了对不同类属人的生命状态的区分,产生了外感病、内伤病的辨治体系的认知。《素问·疏五过论》更是一场理论革命,提出了社会地位变更和生活状态变化的"脱营""失精"病症类型,不属于中邪外感,病从内生。"医工诊之,不在脏腑,不变躯形,诊之而疑,不知病名",不了解精神心理行为疾病的病情形成机制,因而难以制定出针对性辨治方案。或者饮食居处生存环境的变动,或者由于暴受苦乐刺激,"暴怒伤阴,暴喜丧阳,厥气上行,满脉去形",或者始乐后苦,情绪落差过大,感应发生,耗伤精气,精气损耗到一定程度,最后导致形体毁沮崩坏。

《黄帝内经》认为精神心理行为病症的辨治，需要具备高超精确的脉诊技术。"善为脉者，必以比类奇恒从容知之，为工而不知道，此诊之不足贵，此治之三过也。"同时，要求通过脉诊，了解发病初期和当下不同病程阶段的病情演变，并结合男女性别不同的生理心理社会适应性所呈现出的脉症特点，"切脉问名，当合男女"，掌握不同阶段病证属性规律，审于终始，有知余绪。

脉诊所获得的证型内容判定，《黄帝内经》为我们提供了"志有余，志不足""神有余，神不足"的分证体例。脉诊定位，心藏神，肺藏魄，脾藏意，肾藏精与志。魂魄志意精神，藏于五脏，皆见于寸口，脉分三部，天地人，部有三候，去静迟者为阴，至动数为阳，以决生死，以处百病。脉失四时，则出现损至之脉，骨重志损，饮食衰减，肌肉消瘦意损，耳目不明魂损，呼吸不通顺、五色不华魄损，四肢皆见脉而乱，神损。

《黄帝内经》萌芽志意类证雏形，形成宏富脉法，奠定了志意脉象诊断的理论和技术基础。《灵枢·本藏》之"志意者，所以御精神，收魂魄，适寒温，和喜怒者也"，提出的生理志意理论，《素问·大感论》中明确的病理志意理论，《素问·调经论》中确立的志证辨证方法体例，奠定了志意脉象辨证诊断技术理论基础，提示了志意脉象诊断技术的辨证路径。

《黄帝内经》奠定了志意辨证脉诊定位，诊法内涵及据脉分证判定精神志意魂魄的雏型。而志意脉象诊断理论与技术即是对《黄帝内经》人迎寸口、三部九候、阴阳、四时、五脏脉法的传承和发展。

《备急千金要方》在传承《黄帝内经》藏象理论基础上，致志意诊治理念于应用，探索形成了志意精神魂魄脉证的实践体例，完善了《黄帝内经》精神心理行为病证阶段理论，并落实到临床实用中，提示了从肝虚实、其气不等，到肝劳、气血并，再到筋极形伤、终致坚癥积聚的病理演变过程。

孙思邈在《备急千金要方·肝脏脉论第一》中，提出肝主藏魂，号为魂脏，随节应会。肝脉气来实弦，谓之太过，病在外，症状表现为善忘，忽忽眩冒而癫疾；肝脉气来不实而微，病在内不及，症状表现为胸痛引背，两胁胠满。如左手关上脉阴实，提示患者形征上心下坚满，两胁痛，魂证息忿忿如怒，喘逆闷恐，梦怒虚惊，目视无明，狂悖，非意而言，出言反常。左手关上脉阴虚，提示患者形征上胁下坚，寒热，腹满腹胀，女子月经不利，腰腹痛，魂证不欲饮食，悒悒不乐。《备急千金要方·心脏脉论第一》中更是指出："五脏者，魂魄之宅舍，精神之所依托，五脏空虚，则魂魄飞扬，涕零泪出，善怒呼叫，脉象短微。"

宋以前先贤已经具有脉诊分类志、意、精、神、魂、魄病症的取向，但是，分类不固定、欠清晰，处于规律探索阶段。沿至宋代陈无择，更加强调脉诊的价值地位。"学医之道，须知五科七事。"所谓五科，即为脉病证治及其所因，其中，脉为医门之先。习承脉诊技艺，须知人迎气口，据此辨分内因外因，其不与人迎气口相应，属于不内外因情志所伤。"关前一分，人命之主。"其三部分位、五脏所属，左寸外以候心，右寸候肺，左关候肝，右关候脾，左尺外以候肾，右尺外以候心主，为志意脉诊三部六带定位提供了参照。"人之五脏，配木火土金水，以养魂神意魄志，生怒喜思忧恐。"因怒则魂门弛张，木气奋激，肺金相乘，脉呈弦涩；因喜则神廷融泄，火气赫羲，肾水相乘，脉呈沉散；因思则意舍不宁，土气凝结，肝木相乘，脉呈弦弱；因忧则魄户不闭，金气涩聚，心火相乘，脉呈洪短；因恐则志室不遂，水气旋却，脾土相乘，脉呈沉缓。这为志意辨证脉诊形成，初步构设了理论支撑。

至明清时期，情志病脉诊得到快速发展。明代医家龚廷贤精研脉理，认为喜怒忧思悲恐惊，内因脉应气口；风寒暑湿燥火，外因脉应人迎；劳神役虑伤心，病由不内外因，脉现虚涩。使不同类属脉象特征获取定位更趋明晰。

清代医家陈士铎把握《黄帝内经》阴阳五脏脉法要义，指出脉有阴阳不同，王叔和分七表八里，似乎切脉分明，其实际技巧，全在临证细察，用心意会。虽然五脏六腑各有脉象，皆从寸关尺定位采取，《黄帝内经》分三部内外、前后、上下，部位详尽，然而过求其精，反失其约。陈士铎倡导五脏之脉，统摄七腑，简化实用，主张临证单切五脏，启发了志意脉诊内容的设定。

陈士铎《脉诀阐微》述三十八脉诀秘要，将人外感内伤精神心理脉象尽括其中，提出要辨清同中之异与异中之同，促进了志意辨证形状态势脉诊结构的形成。

志意脉象诊断技术以轻清重浊为论。重在诊脉象的统合、行动、态势、应变，察精、神、志、意、魂、魄证型，包括精或者神、志、意、魂、魄本身的有余、不足、异常的本证，精、神、志、意、魂、魄之间的失和谐的合证，藏舍、华显路径、显象形骸器官异常的兼证。以三部、六带、十二品、七十二格、浮中沉为诊法定位，从志意脉素、志意脉象、志意病证脉诊，构成脉象诊疗体系。

医者通过触脉，感受脉象的来去出入止至、形状态势、散敛紧松、清浊兼独等特点，并进行指压刺激反应，综合判定就诊者的形气统合，气血盈亏，动态应变，以及与时空的顺应程度等情况。诊查精神和躯体疾病，可辨证，可辨病，并对其精准定位定性；辨气质、辨体质及身心易发病证趋势，形成对每一个个体全方位的特色判定模式，进而开展全周期身心健康维护。

对于情志的诊察，望诊虽然重要，但也要综合其他诊断方法，如闻诊的言语、声音、气息等，四诊合参，才能正确地判断患者神气的盛衰存亡。

养护形体之法

保养形体，全形持满。《黄帝内经》确立了中医学形神论的基本观点，从形神关系而言，先有身形，后有心理活动，形产生神；神气舍心，一经产生，形神相互为用，对形也会发生重要影响。《黄帝内经》以"精"作为原始生命物质，用来解释生命的起源，摒除了生命与鬼、神相联系的唯心论。"精气神"阐明了人生命体的"阴阳生化"关系。三者的结合，体现了物质、功能、现象互相关联和不可分割的统一性。功能和现象的物质基础"精"是一体的。所谓先天、后天的区分，不过是同一关系下的包含着时间概念的对偶概念，反映其互相依存、互相制约的关系。通过对饮食、起居、劳动、休息等当位、有序的节制与安排，以养身调摄形体，全形固形，实现积精、持满、御神，未病先防，促进健康，为"尽终其天年，度百岁乃去"创造条件。

法天固形——顺应自然规律。《素问·生气通天论》以顺应通乎天气，本于阴阳的运行规律为法则，通过抟精神，习服天气，清净志意，当位所，因时序，法天固形，避免自伤、外伤、内伤等手段，达到延命长寿的目的。

汤液固形——养成良好饮食习惯。《素问·汤液醪醴论》言，稻米"得天地四时和平之气"，上受天之阳气，下得水之阴气，气味完备，稻薪秋收，坚韧坚实，用以制备汤液醪醴，坚完固形，聚集精气。不仅防身体衰弱，避免外邪侵袭，更能将养精神，健旺气血，调和营卫。当内外复杂因素致病时，患者的精神气血营卫对药物内治、砭石针灸外治产生效应。

却老全形——摈除不良生活习惯。《素问·上古天真论》天一生水,肾受五脏六腑之精而藏之,为先天之本。淳德全道,应和于四时阴阳变化,远离不良习俗干扰,在外不使形体过度劳累,在内不让恼怒怨忿思绪有所负荷,天寿过度,气脉常通,肾气有余,延缓衰老,保全形体,精神内守,筋骨肌肉与整个形体达到高度协调。

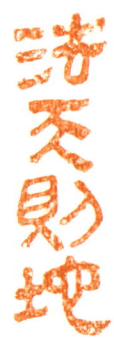

宝命全形——敏锐察觉内外环境变化。《素问·宝命全形论》讲人以天地之气生,四时之法成。适应自然,因循阴阳变化规律,法天则地,防病治病,才可宝命全形。

谨和五味养形——调和脏腑气血关系。阴精的化生,来源于地所滋生的饮食酸苦甘辛咸五味,贮藏阴精的五脏,也会因为五味太过而受伤。《素问·生气通天论》言:"阴之所生,本在五味;阴之五宫,伤在五味。是故味过于酸,肝气以津,脾气乃绝。味过于咸,大骨气劳,短肌,心气抑。味过于甘,心气喘满,色黑,肾气不衡。味过于苦,脾气不濡,胃气乃厚。味过于辛,筋脉沮弛,精神乃央。"谨和五味,注意调和,骨正筋柔,气血流畅,腠理致密,骨气精强有力。重视养生之道,依照正确的方法施行,享有天赋的寿命。

愈病复形——疾病后养护康复。毒药攻其中,镵石针艾治其外,以至于形弊血尽而见不到功效,药物、针灸引不起人体抗病能力的反应。其道理在于精神不进,志意不治;精坏神去,营卫不收。原因是嗜欲无穷、忧患不止、精气弛坏、营泣卫除,"神不使",病不愈。疾病开始发生时,极微极精,先入结于皮肤,然后影响形体,应该见微知著,未病先防,调摄精神,未至深重,及早纠治,愈病复形。

养精防病疗愈。"聚阳以为精","聚阳"与"阴化"是生命的两大要点。阴的敛、潜收、固,与阴化、耗阳、伐阳,动阳相用。聚阳不及则精亏,聚阳太过则精力过盛,则要发泄。当出现精力不及,头晕耳鸣,腰膝痿软,视力减退;齿摇发脱,形体羸瘦,未老先衰;不育不孕,生殖功能衰退;记忆力及思维能力低下;小儿以发育不良为主要表现发育迟缓或发育不全;骨骼痿软;智力低下;动作迟钝;脉细弱;舌质或易偏红,形小,苔根厚等症状体征时,尤其小儿以发育不良为主要表现、成人以精力衰退为特征的特异性症状出现时，证属精亏。治疗当用补肾填精法。根据"精不足者，补之以味"的原则，用药常选"血肉有情之品"，方如金刚丸、河车大造丸。其治从"聚阳以为精"为则。针推外治穴位志室、肾俞、气海。

毒药为真

中医学讲求整体观念、辨证论治，故而选择合适的辨证方法是重要的。根据患者的疾病状态，结合个体间差异，得出相对应的中医学诊治方案，因此在治法上往往出现"同病异治""异病同治"的情况，这不仅需要医者准确把握患者情况，还要求医者熟悉相关药物性能。根据初期五志异常本证合证和中后期形志兼证阶段不同，辨析病机、主证、常见证型，选择方药，调谐阴阳，调节气血，心身共调，三因制宜，配合疏导情志，内外兼施，综合调适施治。

辨证选方

● 安神定惊类调适方药

▷ 心虚胆怯证

症状：触事临危后心悸怔忡，善惊易恐，夜寐梦扰，夜啼惊觉，坐卧不安，失音不语，舌苔薄白，脉虚数或结代。

治法：益气养心，镇静安神。

参考方药：平补镇心丹加减。人参、五味子、山药、茯苓、麦冬、熟地黄、肉桂、远志、酸枣仁、龙齿、朱砂、天冬、甘草等。

▷ 痰热上扰证

症状：触事临危后心悸善恐，处事易惊，烦躁不寐，食少痰多，舌红苔黄腻，脉滑数。

治法：清热化痰，宁心安神。

参考方药：清火涤痰汤加减。胆南星、川贝母、竹沥、姜汁、柏子仁、茯神、麦冬、丹参、僵蚕、菊花、苦杏仁、橘红等。

▷ 心肾阳虚证

症状：触事临危后失眠心悸，心惕惕如人将捕之，小便频数，腰酸耳鸣，面白少华，畏寒肢冷，舌淡，脉沉细。

治法：补益阳气，安神定志。

参考方药：济生肾气丸加减。熟地黄、山茱萸、牡丹皮、山药、茯苓、泽泻、肉桂、怀牛膝、车前子等。

▷ 瘀血阻窍证

症状：触事临危后发痛，发狂，或惊恐，兼见面色晦滞，女子月经不调，舌质紫黯，舌下脉络瘀阻，脉沉涩。

治法：理气化瘀，豁痰醒脑。

参考方药：癫狂梦醒汤加减。桃仁、柴胡、香附、赤芍、半夏、大腹皮、青皮、陈皮、桑白皮、苏子、甘草等。

● 强志助勇类调适方药

▷ 肾精不足证

症状：恐惧不安，心慌烦躁，精神不振，腰膝酸软，遗精盗汗，失眠虚烦，舌质红苔少，脉细弱。

治法：补肾益精，充脑安神。

参考方药：六味地黄丸（《小儿药证直诀》）加减。熟地黄、山药、山茱萸、泽泻、茯苓、牡丹皮、

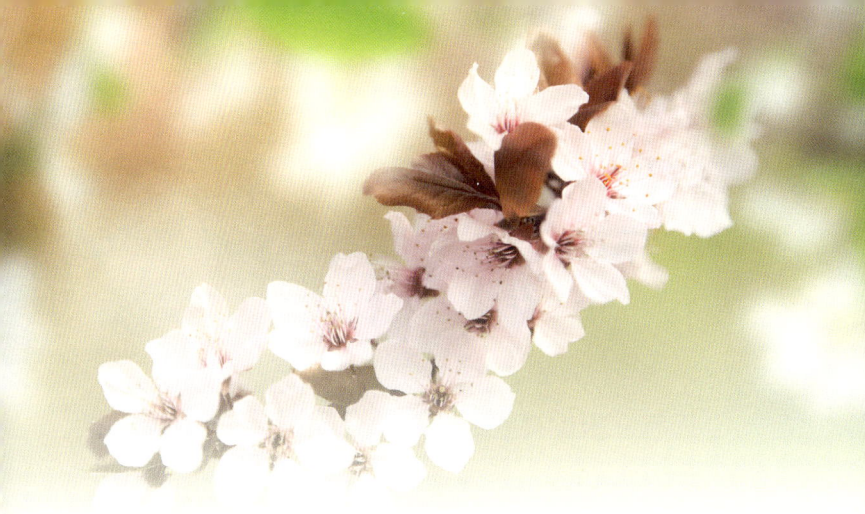

远志、枸杞子、猪髓(另炖和服)。

▷ 气血两虚证

症状：触事易恐，忧思多虑，郁郁寡欢，身倦乏力，自汗气短，心慌心悸，面色无华，舌质淡，苔薄，脉细弱。

治法：补益气血，填髓定志。

参考方药：远志丸（《三因极一病证方论》）加减。远志、石菖蒲、茯神、人参、当归、川芎、白芍、熟地黄、白术、甘草。

▷ 肝胆两虚证

症状：虚怯善恐，胆小易惊，遇事数谋寡断，两胁不舒，坐卧不安，舌质淡，苔薄，脉弱。

治法：助益肝胆，健补脑气。

参考方药：补胆防风汤（《张氏医通》）加减。防风、人参、细辛、甘草、茯神、独活、前胡、川芎、生姜、大枣。

- 养神胜孤类调适方药

▷ 志衰失控证

症状：极度孤独，少有主动有目的指向的语言和行为动作发生，社会适应障碍，遇到困难时，不会主动寻求和给予支持或安慰，情感平淡，怪异行为，坐不住、动不停、眼飘忽、难集中，舌淡红苔薄白，脉沉微细。

治法：强志定意、摄魂安魄。

参考方药：强志定意方。半夏、白术、茯神、远志、莲子肉等。

▷ 心脾两虚，神虚魂弱证

症状：少言懒语，神疲乏力，多梦易醒，时有夜惊，食少纳呆，面色少华，四末不温，舌淡嫩，脉弱。

治法：补益心脾，养神强魂。

参考方药：归脾汤加减。可选用人参、茯苓、龙眼肉、黄芪、白术、当归等。

▷ 瘀阻脑络，元神失养证

症状：言语謇涩，语言交流障碍，头痛，头晕，健忘，失眠，舌质暗红或有瘀点，脉细涩。

治法：化痰开窍、化瘀通络。

参考方药：通窍活血汤加减（《医林改错》）。桃仁、红花、川芎、葱白、鲜姜、红枣、秦艽、木香等。

▷ 痰迷心窍，神蒙意阻证

症状：痴呆不识人，言语謇涩，头痛，头晕，健忘，失眠者，舌体胖大，苔白腻。

治法：健脾豁痰开窍。

参考方药：导痰汤加减（《校注妇人良方》）。半夏、陈皮、茯苓、胆南星、石菖蒲、枳实等。

● 舒意解郁类方药调适

▷ 肝气郁结，胃失和降证

症状：性情抑郁，两胁胀痛，嗳气，善太息，胸闷，胃脘胀满，纳差，舌淡红，苔薄白，脉弦细。

治法：疏肝解郁，调意理气。

参考方药：柴胡疏肝汤加减，柴胡、枳壳、白芍、甘草、川芎、香附、陈皮。

▷ 痰气郁结，气机不畅

症状：精神抑郁，咽异物感，吞之不下，咯吐不出，胸脘满闷，恶心欲呕，口淡不渴，纳呆腹胀，舌淡苔白厚腻，脉沉滑。

治法：理气化痰，疏肝解郁。

参考方药：半夏厚朴汤加减。半夏、厚朴、紫苏、茯苓、生姜、柴胡、郁金。

▷ 心脾两虚，气血不调证

症状：多思善疑，头晕心悸，气短乏力，神疲懒言，面色萎黄，食少纳呆，脘腹胀闷，大便稀溏，舌淡，苔白，脉沉细。

治法：健脾补气，养血安神。

参考方药：归脾汤合甘麦大枣汤加减。党参、茯苓、白术、黄芪、炙甘草、当归、酸枣仁、龙眼肉、木香、远志、浮小麦、佛手片、绿萼梅、大枣。

● 镇魂减虑类调适方药

▷ 肝郁气滞证

症状：焦虑，情绪不宁，善怒易哭，时时太息，胸胁胀闷，舌质淡苔薄白，脉弦。

治法：疏肝解郁，行气导滞。

参考方药：柴胡疏肝散加减。当归、白芍、柴胡、枳壳、郁金、香附、厚朴、薄荷、茯苓、白术、大枣、石菖蒲、远志、甘草。

▷ 心脾两虚证

症状：焦虑，心悸易惊，善悲欲哭，面色苍白无华，少动懒言，神思恍惚，疲倦乏力，不思饮食，便溏，舌质淡，舌体胖大且边有齿痕，苔薄白，脉沉细而弱。

治法：健脾益气，养心安神。

参考方药：归脾汤加减。党参、白术、茯苓、黄芪、远志、酸枣仁、龙眼肉、当归、木香、芍药、炙甘草。

中成药：归脾丸、天王补心丹、柏子养心丸、刺五加片。

▷ 心虚胆怯，痰火内郁证

症状：以焦虑善惊，坐卧不安为主症，对声音、光线等刺激特别敏感，梦中惊悸，一紧张则自汗出，舌淡苔白，或滑腻或黄腻，脉象弦细或弦滑。

治法：养心安神、益气镇惊为主，佐以化痰。

参考方药：安神定志丸合十味温胆汤加减。人参、熟地黄、五味子、石菖蒲、远志、青龙齿、制半夏、枳实、茯苓、陈皮、炙甘草、生姜、大枣。

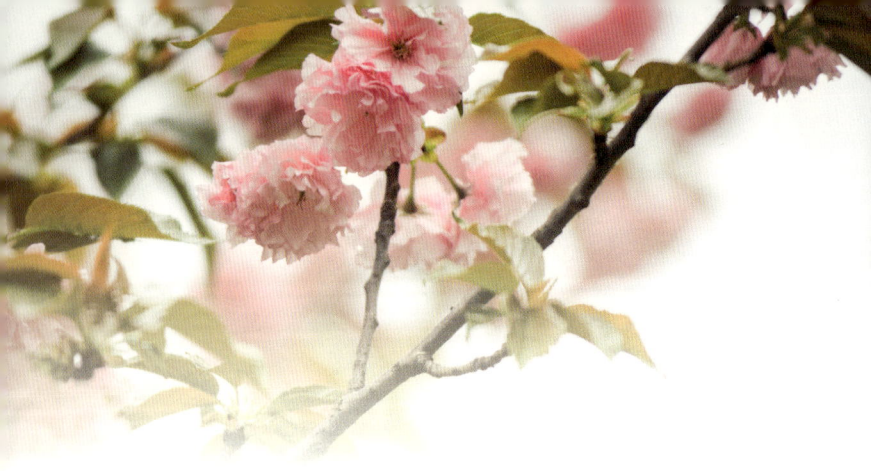

▷ 肾阴亏虚证

症状：焦虑日久，惊悸不安，善恐易惊，腰膝酸软，耳鸣头晕，健忘失眠，舌红少苔，脉细数。

治法：滋补肾阴，佐以疏肝解郁。

参考方药：六味地黄丸加味。生地黄、山萸肉、龟板、天冬、淮山药、牡丹皮、山栀子、泽泻、茯苓、柴胡、白芍、当归。

▷ 心肾不交证

症状：精神容易兴奋，回忆及联想增多，注意力难以集中，心烦焦虑，容易冲动，寐少口干，头脑空痛，善恐健忘，腰膝酸软，男子或有阳痿遗精，女子或见月经不调，舌红少苔，脉象虚数或细数。

治法：补肾育阴，清心安神。

参考方药：黄连清心饮合交泰丸加减。生地黄、阿胶、山萸肉、黄连、肉桂、太子参、茯苓、炒酸枣仁、莲子、炙甘草。

▷ 脾肾阳虚证

症状：在心虚胆怯基础上，兼见嗜卧少动，惊恐多疑，食少腹胀，大便溏泄，腰膝酸软，动则头晕头痛，阳痿遗精，舌淡胖，苔白或滑，脉象沉细。

治法：温补脾肾，安神定志。

参考方药：黑地黄丸合定志补心汤加减。熟地黄、巴戟天、山萸肉、苍术、白术、干姜、五味子、石菖蒲、远志、茯苓、人参。

调适选药

针对志不足证的强志类，具有益志、增志、强志功用，代表方如强志散，代表药物如巴戟天、当归、百合、柏子仁、生地黄、牡丹皮、山药、茯神、远志、大枣、鹿茸、杜仲、桑螵蛸、蜂蜜、石菖蒲；针对志有余证的抑志类，具有小志、抑志、清志、开志、安志功用，代表方如抑志散，代表药物如石斛、半夏、生姜、甘草、柴胡、牛黄、龙眼肉；针对志摇证的坚志类，具有坚志、定志功用，代表方如坚志方，代表药物如五加皮、天麻、苍耳子、乌头。

针对意不足证的强意类，具有补意、升意、强意功用，代表方如升补意气方，代表药物如柴胡、淫羊藿、五加皮、柏子仁；针对意有余证的小意类，具有小意、安意功用，代表方如强志小意散，代表药物如独活、泽泻、白芥子、竹茹、钩藤、菊花；针对意任证定意类，具有定意功用，代表方如强志定意扶相散，代表药物如人参、远志、补骨脂、半夏、茯神、琥珀、竹茹等。

针对魂弱证的强魂类，具有强魂、壮魂、敛魂、醒魂功用，代表方如强魂散，代表药物如龙眼肉、枸杞子、龙骨、酸枣仁、苏木；针对魂亢证的安定类，具有安魂、定魂、清魂、和魂功用，代表方如镇魂方，代表药物如桑白皮、牛黄、羚羊角、龙骨、琥珀、升麻；针对魄弱证的强魄类，具有强魄、摄魄、敛魄功用，代表方如强魄散，代表药物如龙眼肉、党参、续断、龙骨；针对魄亢证的抑魄类，具有安魄、定魄、镇魄、抑魄功用，代表方如安魄散，代表药物如龙骨、北沙参、生地黄、牛黄、琥珀、柏子仁、甘草、金樱子、九香虫、山药、远志、茯苓。

针对精不足、精亢、精淫证，确立调精药物的益精、泻精、和精分类；针对神不足、神越、神乱证，确立调神药物的强神、安神、和神分类；针对君火不足、君火旺证，确立调君火药物的强君火、抑君火分类；针对相火不足、相火妄越证，确立调相火药物的补相火、泻相火分类等。

砭针外治

砭、针、灸、药是独立并存的四种医术，砭源自《黄帝内经》，砭石具有安神、调理气血、疏通经络作用。《素问·异法方宜论》云："东方之域，天地之所始生也……其病皆为痈疡，其治宜砭石，故砭石者，亦从东方来。"砭石外治主要起源于山东东部及南部地区。《黄帝内经》成书时期，砭石主要用途是刺脉放血，治疗痈肿类疾病，是砭刺人体穴位祛除病患的医疗工具。

针刺疗法也起源于齐鲁，平阴县朱家桥商周文化遗址出土了无孔骨针。《扁鹊行针图》中扁鹊人首鸟身像，一手持脉，一手持针。《史记》载秦越人为虢太子治病，"乃使弟子子阳厉针砥石，以取三阳五会。有间，太子苏"。

《素问·宝命全形论》言:"四曰制砭石小大",全元起注解为:"砭石者,是古外治之法……古来未能铸铁,故用石为针,故名之针石。言工必砥砺锋利,制其小大之形,与病相当"。可见,扁鹊不仅首创脉学理论,用铁针代替砭石治病,也是针刺疗法的代表人物。

《灵枢·经脉》言:"经脉者,所以能决死生,处百病,调虚实,不可不通。"治疗脏腑表里情志疾病时,针灸以治外,通过经络感应于脏腑;服药以治内,通过经络传达到病所;推拿按摩,则以经脉穴位为依据,辨证取穴,在体表穴位或经脉路线上,通过按、压、点、揉、推、拿等手法,以表入里,发散、补泻、宣通,使气血调达,保健康愈。

我国现存最早的针灸学专著《针灸甲乙经》,是西晋著名医家皇甫谧撰著,他在书中引用《灵枢·本神》之"凡刺之法,必先本于神,血脉营气

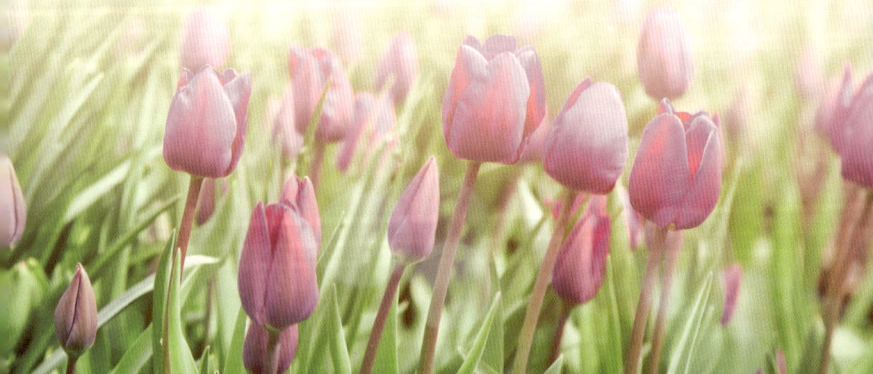

精神，此五脏之所藏也"，强调针灸甲乙，精神第一，刺神最要。探索形成了丰富的情志病针灸经验，如手太阳列缺穴治"烦心""卧不安"，天府穴治"嗜睡"；手厥阴心包经郄门穴治惊恐畏人；足太阴脾经隐白穴治"不嗜卧"，三阴交穴治"不得眠"；心澹澹，善惊恐，心悲，内关主治；大惊，乳痛，梁丘主治；身重骨痿不相知，太白主之；奔豚上下，期门主之。上述经验被历代医家传承，有些内容至今仍广泛延用。

常用经穴

魄户：

[定位] 在脊柱区，第3胸椎棘突下，后正中线旁开3寸。

[作用] 宣肺解表，清热除蒸。

[主治] 咳嗽，气喘，肩背痛，颈项强痛。

[文献辑录]

《针方六集》言："魄户二穴，主三尸走注，肩髆痛，咳逆上气，呕吐烦满，虚劳喘痿，颈项强急，不得回顾，体热百节痛，夜梦鬼交。"

《外科通论》言："从脊开三寸：对肺俞曰魄户，

故肺藏魄。"

魂门：

[定位]在脊柱区，第9胸椎棘突下，后正中线旁开3寸。

[作用]疏肝利胆，清心明目，和血宁神。

[主治]呕吐，泄泻，胁痛，背痛。

[文献辑录]

《扁鹊神应针灸玉龙经》言："筋挛骨痛而补魂门，体热劳嗽而泻魄户。"

《类经》言："五脏俞旁五穴：肺俞之旁，魄户也；心俞之旁，神堂也；肝俞之旁，魂门也；脾俞之旁，意舍也；肾俞之旁，志室也。皆足太阳经穴。凡五脏之系，咸附于背，故此十者，可泻五脏之热。"

《普济方》言："治胸背痛，穴魂门。"

《普济方》言："治饮食不下，腹中雷鸣，穴魂门。"

意舍：

[定位]在脊柱区，第11胸椎棘突下，后正中线旁开3寸。

[作用]健脾和胃，益气摄血。

[主治]腹胀，泄泻，发热，目黄，水肿，黄疸，嗜睡，懒动。

[文献辑录]

《经穴解》言："此穴与脾俞相对，横直相平，脾藏意，故曰意舍。"

《针方六集》言："意舍二穴，主腹满虚胀，背恶寒，泄泻，溺黄，食不下，呕吐，消渴，目黄身热。"

《诊脉三十二辨》言："湿病必起于脾，如五泄皆湿也，其为七情所害。思虑则意舍不宁，土气凝结，肝木乘之。"

《三因极一病证方论》言："今脾受病，则意舍不清，心神不宁，使人健忘，尽心力思量不来者是也。"

《内科通论》言："盖脾主意与思，心亦主思。思虑过度，意舍不清，神官不职，使人健忘。"

志室：

[定位]在脊柱区，第2腰椎棘突下，后正中线旁开3寸。

[作用]益肾，祛湿，聪耳明目，通络健脑。

[主治]耳明，耳聋，夜盲，眩晕，腰背膝酸

痛无力，头痛，健忘，失眠，小便不利，水肿。

［文献辑录］

《经穴解》言："此穴与肾俞横直平对，肾藏志者也，故曰志室。"

《针方六集》言："志室二穴，主腰背强痛，饮食不消，腹中坚急，阴痛下肿，遗精，小便淋沥，吐逆霍乱。"

命门：

［定位］在脊柱区，第2腰椎棘突下正中凹陷处。

［作用］温补肾阳。

［主治］遗尿，尿频，腰痛，腰酸，耳鸣，下肢痿痹，癫痫，惊风，头痛，头晕，大便稀溏。

［文献辑录］

《针灸聚英》言："骨蒸，五脏热。小儿发痫张口摇头，身反折角弓。"

督脉：

［经脉循行］起于小腹内，下行于会阴部，向后从尾骨端上行脊柱的内部，上达颈项后部风府穴，进入脑内，上行至巅顶，沿前额下行至鼻柱，经素髎穴、水沟穴，止于上唇系带处。

[定位] 后背正中，整个脊柱，大椎穴至长强穴呈一条直线。

[功能] 督领全身阳气，统帅诸阳经。

[主治]

脏腑病症：五脏六腑相关内脏病症。

神志病，热病：失眠，健忘，癫痫，发热，惊厥。

头面五官病症：头痛，头重，耳鸣，眩晕，口、齿、鼻、目五官科病症。

经脉循行部位的其他病症：腰骶疼痛，腰脊强痛，头项疼痛，下肢痿痹等病症。

[文献辑录]

《素问·骨空论》言："督脉为病，脊强反折。"

《灵枢·经脉》言："其络脉病，实则脊强，虚则头重。"

《脉经·平奇经八脉病》言："尺寸俱浮，直上直下，此为督脉。腰背强痛，不得俯仰，大人痫病，小儿风痫疾。"

神门：

[定位] 在腕前区，腕掌侧远端横纹尺侧端，

尺侧屈腕肌腱的桡侧缘。

[作用] 宁心安神，清热凉血，通络止痛。

[主治] 心烦，失眠，惊悸，头痛、胁痛、咽喉肿痛，惊痫等。该穴为手少阴心经腧穴，心之原穴，"心藏神""心主神明"，该穴主治神志病症，常用于心痛、惊悸、心烦、健忘、失眠、癫、狂、痫等症，是治疗神志病症常用腧穴之一。

[文献辑录]

《经穴解》言："心者，神明之主。心经有病，独取此穴者，以心经之腧土，为心火之所生，有病则泄其子也。曰门者，以本经初离腕而入掌，在锐骨之端动脉处，有门象焉，故曰神门。"

《玉龙歌》言："痴呆之症不堪亲，不识尊卑枉骂人，神门独治痴呆病，转手骨开得穴真。"

《窦太师针经》言："治健忘失记，喜怒不常，失笑无则，多言。"

肝经：

[定位] 食指螺纹面。

[作用]平肝泻火,息风镇惊,解郁除烦。

[主治]惊风,目赤肿痛,烦躁不安,情绪易怒,五心烦热,口苦咽干,头晕头痛,耳鸣等。肝经宜清不宜补,若肝虚应补时则需补后再清,或以补肾经代替之,称为滋肾养肝法。

[文献辑录]

《幼科推拿秘书》言:"推肝木:肝木在食指,肝属木,木生火,肝火动人,眼目昏闭,法宜清。诸病从火起,人最平者肝也,肝火盛则伤脾。退肝家之热,又必以补脾土为要。"

《幼科铁镜》言:"食指泻肝,功并桑皮、桔梗。旋推止嗽,效争五味、冬花。"

小天心:

[定位]位于手掌根部,大鱼际与小鱼际相接处的凹陷中。

[作用]清热,镇惊,利尿,明目,疏风解肌。

[主治]目赤肿痛,口舌生疮,小便赤涩,遗尿,惊风,抽搐,夜啼,惊惕不安,斜视等。

该穴性寒，为清心安神之要穴。揉小天心多用于治疗心经有热而致目赤肿痛，口舌生疮，惊惕不安或心经之热移入小肠而见小便赤涩等症。掐、捣小天心多用于惊风抽搐、夜啼，惊惕不安，斜视。治疗斜视要依据症状选择治法，眼上视者，向下掐、捣；向右斜视者，向左掐、捣；向左斜视者，向右掐、捣。本穴亦可用于治疗新生儿黄疸、硬皮症、水肿、遗尿、痘疹欲出不透者。

[文献辑录]

《小儿按摩经》言："掐小天心，天吊惊风，眼翻白，偏左右，及肾水不通用之。"

《针灸大成》言："小天心能生肾水，肾水虚少须用意。"

常见病证辨证选穴

- 抽动障碍

参考穴位：志室、意舍，魂门、魄户。

推拿方法：补志室、泻意舍，轻叩魂门、魄户。推拿治疗本病选用左右旋转补泻法，推拿时，以中指、食指、拇指，或用大鱼际按摩某一被按摩部位或穴位，顺时针旋转（向右旋转）为补。或以拇指、中指并按两穴，或以食指、中指和无名指并按三穴，顺时针参旋转（向右旋转）亦为补法。或以中指或食指按住某一被按摩部位或穴位，逆时针旋转（向左旋转）为泻。或以拇指、中指并按两穴，或以食指、中指和无名指并按三穴，逆时针旋转（向左旋转）亦为泻法。推拿魂门、魄户时可选择捣法，用中指指端，或食、中指屈曲的指间关节，做有节奏的叩击穴位的方法。捣击时指端富有弹性，击后立即抬起。成人为叩击，小儿为指捣。

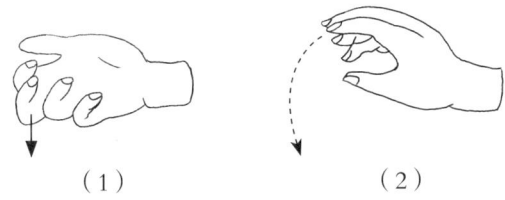

（1）　　　　　　（2）

● **强迫障碍**

参考穴位：志室、意舍，命门、肝经、魄户、魂门。

推拿方法：补志室、泻意舍，补命门、平泻肝经、泻魄户、分推魂门。补泻方法可采用左右旋转补泻法，推拿手法可选用指揉法。

平泻肝经，往返推送按摩即为平补平泻手法。也可结合平泻肝经循行线路，可采用先顺经推，或顺经按摩。稍停，再逆经推，或逆经按摩的方法。分推魂门，分推法是指用两手拇指桡侧或指腹，自穴位向两旁做分向推动。

- 恐怖障碍

参考穴位：志室、魂门、魄户、小天心。

推拿方法：平补志室、捏拿魂门，补魄户、捣小天心。平补志室，平补平泻法又称调法，按摩时，以中指或拇指按住某一被按摩部位或经穴，逆时针旋转半圈，顺时针旋转半圈，往返旋转为平补平泻手法。捏拿魂门，推拿魂门时可采用捏法或拿法。捏法是指用拇指和其他手指在施术部位做对称性的挤压。捏法可单手操作，亦可双手同时操作。捏法有二指捏、三指捏和五指捏三种。补魄户、捣小天心，补魄户时可采用左右旋转补泻法，手法可采用指揉法；捣法即叩法。

- 注意缺陷多动障碍

参考穴位：志室、意舍、魂门、魄户。

推拿方法：补志室，泻意舍，平推魂门、魄户。

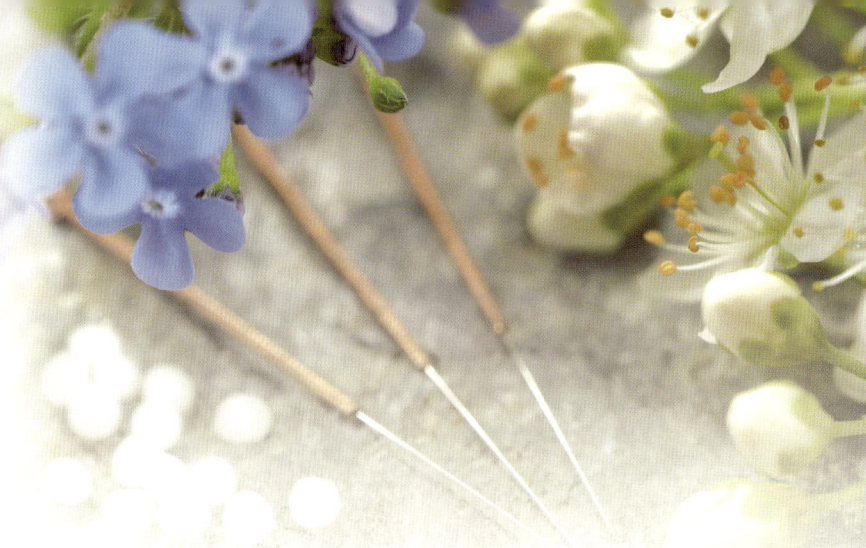

补泻手法选用左右旋转补泻法,推拿手法可选用指揉法或掌揉法。平推魂门、魄户,平推法分为拇指平推法、掌平推法、拳平推法和肘平推法四种。建议采用拇指平推法,用拇指指腹为着力点于治疗部位,沿经络循行路线或肌纤维平行方向,由甲点推向乙点,其余四指并拢作支点以助拇指用力。

- 焦虑障碍

参考穴位:志室、意舍、魂门、魄户。

推拿方法:泻志室、捣意舍、按魂门、补魄户。用手指或手掌面着力于体表一部位或穴位上,逐渐用力下压,称为按法。在临床上有指按法和掌按法之分。按法亦可与其他手法结合,如果与压法结合则为按压法。若与揉法结合,则为按揉法。

- 退缩障碍

参考穴位:志室、意舍、魄户、魂门。

推拿方法：补志室、意舍，分推魄户、魂门。补志室、意舍，推拿时，以中指、食指、拇指，或用大鱼际按摩某一被按摩部位或穴位，顺时针旋转（向右旋转）为补。分推魄户、魂门，用双手拇指螺纹面自穴位中部，分别向不同方向推开，称为分推法，又称分法。根据着力部分不同，临床又可分为指分推、掌分推、拳分推法。

- 抑郁障碍

参考穴位：神门、魂门、意舍、魄户。

推拿方法：补神门、魂门，分推意舍，推揉魄户。推法，指腹（或指端）或一手掌或双手掌或肘尖部紧贴患者皮肤向前直推，亦可沿筋肉结构形态顺而推之。

- 失眠障碍

参考穴位：魄户、魂门、神门。

推拿方法：补魄户、捏拿魂门，补神门。

- 厌食障碍

参考穴位：意舍，志室。

穴位定位：脊柱区意舍；腰区志室。

推拿方法：补意舍，泻志室。

04

品读医心名案

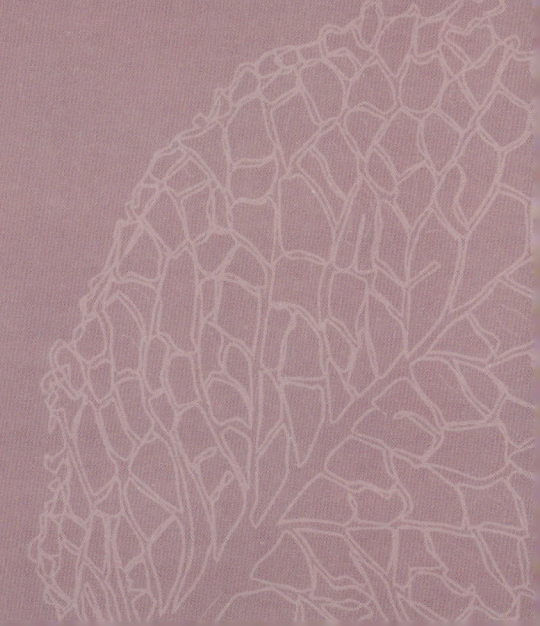

怒胜思

齐王疾痏,使人之宋迎文挚。文挚至,视王之疾,谓太子曰:"王之疾必可已也。虽然,王之疾已,则必杀挚也。"太子曰:"何故?"文挚对曰:"非怒王则疾不可治,怒王则挚必死。"太子顿首强请曰:"苟已王之疾,臣与臣之母以死争之于王,王必幸臣与臣之母,愿先生之勿患也。"文挚曰:"诺,请以死为王。"与太子期,而将往不当者三,齐王固已怒矣。文挚至,不解屦登床,履王衣,问王之疾。王怒而不与言。文挚因出辞以重怒王,王叱而起,疾乃遂已。王大怒不悦,将生烹文挚。太子与王后急争之,而不能得,果以鼎生烹文挚。(秦·吕不韦《吕氏春秋·至忠》)

按:文挚是战国时期宋国的名医。此案中,文挚为齐王诊疾,断为忧虑致病,采用了情志相胜之法。具体做法是:第一步"期而当往不当者三",以欺齐王法引其发怒;第二步采用"不解履登床,履王衣""出辞"等不当行为激怒齐王,使齐王忍无可忍,"叱而起",最终使齐王之疾不药而愈。中医学认为七情各有特点,分属于五行,彼此之前相互影响,五行生克制化之理同样适用于七情之间的相互关系。从而达到了治愈的目的。此案中文挚以怒胜思,怒五行属木,思五行属土,木盛则乘土。齐王之疾为思虑过度所得,思则气结,故通过愤怒的情绪来打破思虑过度所致的气机郁结。

学琴平心疾

予尝有幽忧之疾,退而闲居,不能治也。既而学琴于友人孙道滋,受宫声数引,久而乐之,不知其疾之在体也。夫疾,生乎忧者也。药之毒者,能攻其疾之聚,不若声之至者,能和其心之所不平。心而平,不和者和,则疾之忘也宜哉。(宋·欧阳修《送杨寘序》节选)

按:《送杨寘序》是北宋文学家欧阳修为好友杨寘送行所作的一篇赠序。文章开篇后用较大的篇幅写作者自己学琴、爱琴的经历及琴声对自己性情的陶冶作用，文末叙述为好友杨寘送行欧阳修于操琴玩曲中，移易性情，悟到"欲平其心，以养其疾""听之以耳，应之以手，取其和者，道其湮郁，写其忧思，感人之际，亦有至者"。其好友杨寘，心情抑郁致病，欧阳修也特地张琴相赠，传送心得，药治不如声治，琴曲可寄托情怀，排遣忧思，并将其亲身经历及体会撰写了一篇《送杨寘序》，成就我国古代用音乐疗愈心理疾病的范例。

喜胜悲

息城司侯，闻父死于贼，乃大悲哭之，罢，便觉心痛，日增不已，月余成块，状若覆杯，大痛不住，药皆无功。议用燔针炷艾，病患恶之，乃求于戴人。戴人至，适巫者在其旁，乃学巫者，杂以狂言以谑病者，至是大笑，不忍回。面向壁，一二日，心下结块皆散。戴人曰：《内经》言，忧则气结，喜则百脉舒和。又云喜胜悲。《内经》自有此法治之，不知何用针灸哉？适足增其痛耳！（金·张从正《儒门事亲》）

按：此案中息城司侯因父亲去世，悲伤过度而出现胸口疼痛不住。张子和装成巫医的滑稽动作，边唱边跳，狂言以谑，令患者"大笑不忍"而病愈。《素问·阴阳应象大论》曰："怒伤肝，悲胜怒""喜伤心，恐胜喜""思伤脾，怒胜思""忧伤肺，喜胜忧""恐伤肾，思胜恐"。七情五志所胜是根据中医五行学说，以五行配七情五志，在根据五行之间的生克规律推导而出。治疗疾病亦可根据五行的生克关系，利用不同情志之的关系，采用以情生情之法。

移情坚志治久泻

昔闻山东杨先生，治府主洞泄不已。杨初未对患者，与众人谈日月星辰躔度及风云雷电之变，自辰至未，而病者听之而忘其圊。杨尝曰：治洞泄不已之人，先问其所好之事，好棋者，与之棋；好乐者，与笙笛，勿辍。（金·张从正《儒门事亲》）

按：此案中杨先生未施药剂，仅与患者谈其所喜好之事，最终不药而愈。情志失常是导致腹泻的重要原因，若久泻不愈，患者精神则常紧张于登厕，这又成为腹泻次数增多的原因，如此则易形成恶性循环。治疗该病可以投其所好，移其情志，使之暂忘所病，可获近效。但这毕竟属于临时权宜之策，欲根治疾病，还应顺势利导，消除精神因素的不良影响，再适当配合其他治疗，方可收全功。

平治脱敏愈惊恐发作

卫德新之妻，旅中宿于楼上，夜值盗劫人烧舍，惊坠床下，自后每闻有响，则惊倒不知人，家人辈蹑足而行，莫敢冒触有声，岁余不痊。诸医作心病治之，人参、珍珠及定志丸，皆无效。戴人见而断之曰：惊者为阳，从外入也；恐者为阴，从内出也。惊者，为自不知故也；恐者，自知也。足少阳胆经

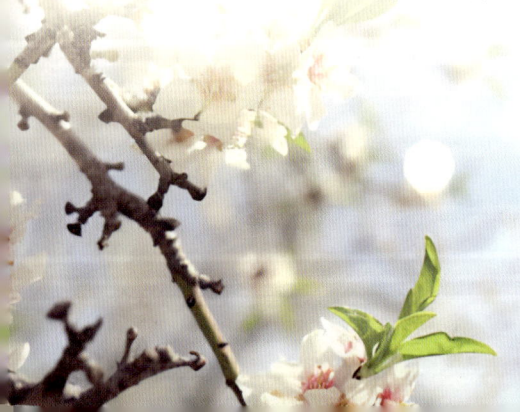

属肝木。胆者，敢也。惊怕则胆伤矣。乃命二侍女执其两手，按高椅之上，当面前，下置一小几。戴人曰：娘子当视此。一木猛击之，其妇人大惊。戴人曰：我以木击几，何以惊乎？伺少定击之，惊也缓。又斯须，连击三五次；又以杖击门；又暗遣人画背后之窗。徐徐惊定而笑曰：是何治法？戴人曰：《内经》云惊者平之。平者，常也。平常见之必无惊。是夜使人击其门窗，自夕达曙。夫惊者，神上越也。从下击几，使之下视，所以收神也。一二日，虽闻雷亦不惊。德新素不喜戴人，至是终身厌服，如有言戴人不知医者，执戈以逐之。（金·张从正《儒门事亲》）

按：此案中卫德新的妻子在旅馆住宿时，遇上强盗杀人放火，受惊吓而堕落床下，之后出现应激反应，每听到声响则惊倒不省人事。张子和以《黄帝内经》"惊者平之"之理，采用平治法，先在其前用木棍敲打桌子，又以拐杖击打木门，然后再暗中派人拍击患者背后的窗户，使患者对惊吓的声音和情景逐渐习以为常，而下视收神，安定神志，获得治愈。

怒胜思愈不寐

一富家妇人，伤思虑过甚，二年不寐，无药可疗。其夫求戴人治之。戴人曰：两手脉俱缓，此脾受之也。脾主思故也。乃与其夫，以怒而激之。多取其财，饮酒数日，不处一法而去。其人大怒汗出，是夜困眠，如此者，八九日不寤，自是而食进，脉得其平。（金·张从正《儒门事亲》）

按：此案中富家女因思虑过度，脾意凝结，出现长期不寐。张子和凭脉象辨心理，征得患者丈夫知情同意，取得家人配合，通过多取其财，饮酒数日，不处一法而去，从而故意激发该患者生气大怒，使其肌腠开泄，大汗淋漓，采用怒胜思疗法，使思结得开，脾气得健，睡安梦甜，食进脉平。

以意治目疾

一贵人患内障，性暴多怒，时时持镜自照，计日责效，屡医不愈，召杨诊之。杨曰：目疾可自愈，第服药过多，毒已下注左股，旦夕间当暴发，窃为公忧之。贵人因抚摩其股，日以毒发为悲，久之目渐愈，而毒亦不发。以杨言不验，召诘之。杨曰：医者意也，公性暴善怒，心之所属，无时不在于目，则火上炎，目何由愈？我诡言令公凝神悲其足，则火自降，目自愈矣。（明·杨贲亨《筠斋漫录》）

按：杨贲亨，明代鄱阳人，善以意治病。此案中，杨贲亨针对患者性情暴怒气质禀赋特点，过分关注发病部位和急于见效的心理倾向，首先采用移精变气法，通过语言诱导，转移患者对病痛的注意方向，由急怒上注目，令凝神悲其足，调整其气机逆乱，悲胜怒，使精神内守，利于目疾向愈。

详审观应识诈病

予在都中时,一相契金吾公,蓄二外家,其一则燕姬也,有母随之。一日二外家相竞,燕外家理屈,其母助恶,叫跳撒赖,遂至气厥若死。乃令一婢抱持而坐,自暮及旦,绝无苏意。清晨延予疗之。予初入室,见其肉浓色黑,面青目瞑,手撒息微,及诊其脉,则伏渺如脱,亦意其真危也。斯时也,欲施温补,则虑其大怒之后,逆气或有未散;欲加开导,则虑其脉之似绝,虚极有不能胜。踌躇未决,乃请复诊。及入室再见,则不若前次之撒手,而十指交叉,抱腹仰坦于婢者之怀。因疑其前番撒手,今既能叉手,岂他人之所为乎?及着手再诊,则似有相嫌不容之意,而拽之不能动,此更可疑也。因出其不意,卒猛一扯,则顿脱有声,力强且劲。由是前疑始释,谓其将死之人,岂犹力有如是乎?乃思其脉之若此者。或以肉浓气滞,此北人禀赋多有之也。或以两腋夹紧,此奸人狡诈亦有之也。若其面青息微,则怒气使然,自不足怪。识见既定,因声言其危，使闻灸法，以恐胜之。遂先投一剂，到咽即活。次日会公，因询予曰：日昨之病，固料其势必危矣。然谓其为真邪，则何以药甫其唇，而效之峻速有如此？谓其为假耶，则何以能终夜做作，而形证之肖似有如此？昨公所用之药，果亦有何玄秘否？是皆不能无疑也。予曰：予之玄秘，秘在言耳。但使彼惧，敢不速活。《经》曰：忧可胜怒，正此谓也。是可见人情之巧，其有最难测者皆如此，使昨非再诊而再察之，则予亦几为所诳矣。是以凡遇此类，不可不加之详审。（明·张介宾《景岳全书》）

按：所谓诈病，也称诈疾、装病，自有史以来就经常出现。《景岳全书·诈病》曰："夫病非人之所好，而何以有诈病，盖或以争讼，或以斗殴，或以妻妾相妒，或以名利相关，则以情诈伪，出乎其间，使不有烛照明之，则未有不为之欺者，其治之之法，以唯借其欺而反欺之，则真情自露，而假病自廖矣。"诈病是为了达到某种目的，身体健康的人假装患有某种疾病。广义的诈病包括夸大病情，指某人虽然患有某种疾病或某处受伤，但故意夸大原有病情，表现有过多的主诉症状和夸大体征。在处理诈病时，应确保区分真实的身体健康问题和主观感受，并建议患者接受专业的心理健康评估。必要时，可以考虑使用心理测试或其他专业工具来辅助诊断。

以怒解思母成疾

一女与母相爱，既嫁，母丧。女因思母成疾，精神短少，倦怠嗜卧，胸膈烦闷，日常恹恹，药不应。予视之曰：此病自思，非药可愈。彼俗酷信女巫，巫托降神言祸福，谓之卜童。因令其夫假托贿嘱之，托母言女与我前世有冤，汝故托生于我，一以害我，是以汝之生命克我，我死皆汝之故。今在阴司，欲报汝仇，汝病恹恹，实我所为，生则为母子，死则为寇仇。夫乃语其妇曰：汝病若此，我他往，可请巫妇卜之何如？妇诺之。遂请卜，一如夫所言。女闻大怒，诟曰：我因母病，母反害我，我何思之？遂不思，病果愈，此以怒胜思也。（清·魏之琇《续名医类案》）

按：此案中韩世良根据患者病情、心情、事情，遵循"以怒胜之，以喜解之"原则，灵活选择合情合理方法，治愈一"思母成疾"的女子，体现了其对心理疗法适应证的把握，忧思不解、气结成疾、情绪低落病症，怒胜思应用于喜疗无效时或不适宜用喜疗情景状况下。

惊心止狂喜

明末高邮袁体庵，神医也。有举子举于乡，喜极发狂，笑不止，求体庵诊之。惊曰："疾不可为矣，不以旬数矣，宜急归，迟恐不及矣。道过镇江，必更求何氏诊之。"遂以一书寄何，其人至镇江而疾已愈，以书致何。何以书示之曰：某公喜极而狂，喜则心窍开张，不可复合，非药石之所能活，故以

危言惧之以死，令其忧愁抑郁，则心窍闭，至镇江当已愈矣。（清·陆以湉《冷庐医话》）

按：喜怒是七情的阴阳属性的代表，是基于人的内在禀赋的外在情绪反映类型。喜，肯定性情绪，归之于阳。喜为心志，适当喜笑使人心情舒畅、心志悦达、营卫气血通利。《论语》谓"乐然后笑"，有益健康。暴喜或过长时间的喜笑或人体心气内虚，难以承受强烈的喜乐情绪时，便会形成喜的致病因素，心藏血舍神，若其太过则心气涣散不收，神不守舍，出现心神散越的种种变端，损伤心气，致病狂乱。"恐为肾水之志，故胜心火之喜。"袁体庵危言惊心，令喜极狂笑举子忧愁畏死，恐胜喜，心病心治，疗愈狂喜。

后记

丛书的编撰出版，得到了山东省委宣传部、山东省卫生健康委员会（山东省中医药管理局）的大力支持。省委常委、宣传部部长白玉刚对本书高度重视，提出明确要求。省卫生健康委党组书记、主任，省中医药管理局局长马立新统筹指导本书编写工作。省委宣传部副部长魏长民、张同海，省卫生健康委副主任、省中医药管理局副局长李明具体组织本书编写工作。

丛书的编写团队有张立祥、王振国、宋咏梅、刘更生、王春燕、王加锋、毕鸿雁、张永臣、张蕾、阎兆君、戴霞，编写大纲经专家与编辑反复讨论而成，力求突出中医文化特色、贴近大众、通俗易懂。成书期间，还借鉴吸收了有关部门和专家学者的相关研究成果，王超业、李传播、陈高潮、刘倩等同志做了大量统筹协调工作，在此一并表示感谢。

由于时间仓促、水平有限，如有不足之处，敬请批评指正。

编写组
2024 年 12 月